王毅刚

针灸临床穴法精要

主　审　王毅刚

主　编　李延萍

编　委　（按姓氏笔画排序）

乔秀兰　李　梦　苟春雁

郭茜茜　雷　虹　廖焦鲁

熊中豪　樊沙沙

人民卫生出版社

图书在版编目（CIP）数据

王毅刚针灸临床穴法精要 / 李延萍主编 . —北京：人民卫生
出版社，2018

ISBN 978-7-117-27248-3

Ⅰ . ①王… Ⅱ . ①李… Ⅲ . ①针灸疗法 Ⅳ . ①R245

中国版本图书馆 CIP 数据核字（2018）第 182043 号

| 人卫智网 | www.ipmph.com | 医学教育、学术、考试、健康，购书智慧智能综合服务平台 |
| 人卫官网 | www.pmph.com | 人卫官方资讯发布平台 |

王毅刚针灸临床穴法精要

主　　编：李延萍
出版发行：人民卫生出版社（中继线 010-59780011）
地　　址：北京市朝阳区潘家园南里 19 号
邮　　编：100021
E - mail：pmph @ pmph.com
购书热线：010-59787592　010-59787584　010-65264830
印　　刷：北京画中画印刷有限公司
经　　销：新华书店
开　　本：710×1000　1/16　印张：13　插页：4
字　　数：220 千字
版　　次：2018 年 9 月第 1 版　2018 年 11 月第 1 版第 2 次印刷
标准书号：ISBN 978-7-117-27248-3
定　　价：59.00 元

打击盗版举报电话：010-59787491　E-mail：WQ @ pmph.com
（凡属印装质量问题请与本社市场营销中心联系退换）

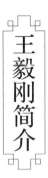

王毅刚简介

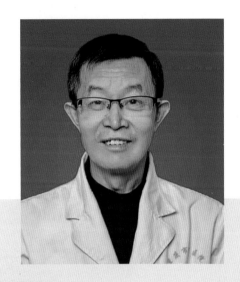

　　王毅刚，四川资中人。重庆市中医院主任中医师，重庆市名中医，重庆市首批针灸学术技术带头人，全国老中医药专家学术经验继承工作指导老师，第一批全国中医药传承博士后合作导师。从医由拜师学起，经赤脚医生、基层卫生院、大学本科学习，后执业于高等级研究院所。临床40余年，专注于古代针灸临床穴法技术的传承与研究。

　　发表论文50余篇，《论金元明时代复式针刺手法的争鸣》一文被日本《东洋医学·中医临床》全文译载并荐按；著有《常见百病针灸点按穴法图解》和《瘫痿症家庭康复与护理》等。

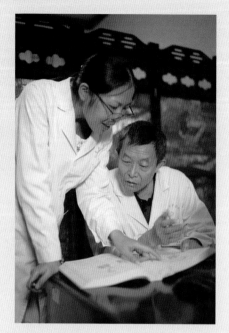

王毅刚教授指导学生

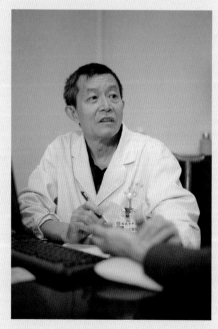

王毅刚教授门诊中

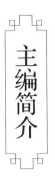

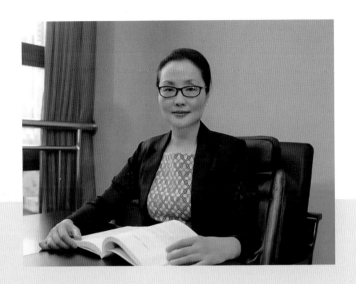

李延萍，女，1963 年生于重庆渝中，1986 年青海医学院中医系毕业。第十三届全国人大代表，主任中医师，硕士生导师，重庆市中医院副院长，重庆市名中医。中华中医药学会第六届理事会理事，世界中医药学会联合会消化病专业委员会副会长，中华中医药学会脾胃病分会常务委员，中国中西医结合学会营养学专业委员会常务委员，中国医师学会中西医结合医师分会消化病学专家委员会常务委员，重庆市人民政府第四届政策咨询专家委员会专家，重庆市卫生技术高级专业技术资格评审委员会委员，重庆市中医药学会副会长，重庆市中医药学会脾胃病专业委员会主任委员，重庆市中西医结合学会风湿病专委会副主任委员。是《风湿病与关节炎》《世界中西医结合》《实用中医药杂志》常务编委。主持厅局级以上课题 10 余项，获重庆市人民政府科技进步奖、中国中医药研究促进会科技进步奖等 9 项；以第一或通讯作者公开发表"Meta-analysis of the efficacy in treatment of primary sjgren's syndrome: Traditional Chinese Medicine vs Western Medicine"等学术论文 30 余篇；主编或参编《重庆名医名方》等学术著作 6 部。

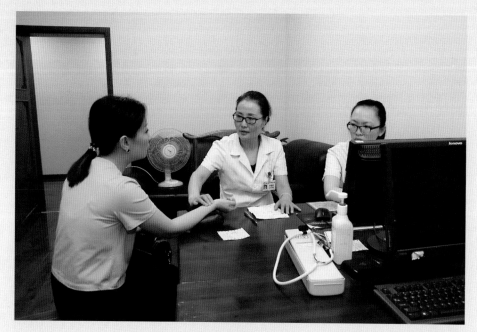

李延萍教授门诊中

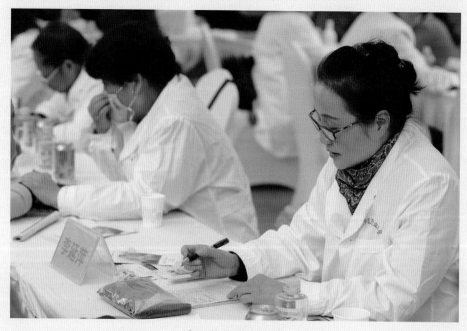

李延萍教授义诊中

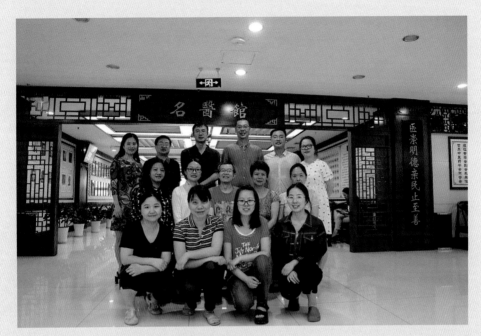

王毅刚先生与门人在一起

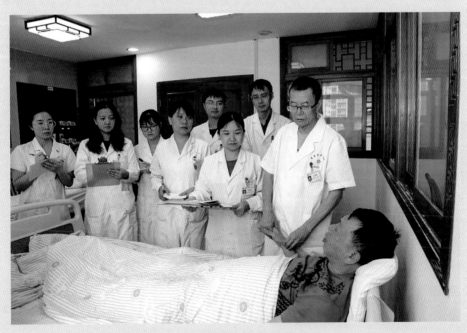

王毅刚先生查房

石学敏序

　　重庆市中医院针灸主任中医师王毅刚，潜心钻研针灸临床四十余年，颇有心得。曾著《常见百病针灸点按穴法图解》《瘫痿症家庭康复与护理》等。《王毅刚针灸临床穴法精要》系由重庆市中医院副院长李延萍主任医师主编，召集王毅刚医师诸学生，以针灸临床穴法技术为核心，从王毅刚医师的临床经验入手，结合所发表的论文论著、临床医案医话，通过古今大量针灸医学文献调研，总结整理而成。

　　本书有如下特色，值得临床重视与传承：

　　一、发挥了针刺临床以守"神机"为第一的观点。守住"神机"：一是针刺前后乃至整个针刺过程中做好与患者的沟通与交流；二是练好针刺手法，能得气，能辨识针下之气，务使针刺气至；若能做到"通关过节"则更佳。具体的技术操作，书中有相应的介绍。

　　二、针刺是一种对症治疗的技术。本书强调取穴、配穴与所施行的技术对病症的针对性。这是符合临床实际的，书中对古代经典的对症配穴有有益的解读。

　　三、"动留针术"，是在针刺留针的同时，结合古代养生导引术的应用。这是针刺守"神机"的又一种动态留针的方法。颇有新意，有利于针灸原创学术的传承和发展。

　　以上这些，也都是有利于针灸学术的发扬与传承的。

　　在此，我祝贺他们成功，并乐于为本书作序。

中国工程院院士

石学敏

2016 年 4 月

梁繁荣序

我与王毅刚先生相识于 20 世纪四川省针灸学会。我们都是针灸学会工作的积极参与者,都立志为针灸的学术传承与发展作点努力。后来,重庆市筹建了自己的针灸学会,便谋面少矣,但亦常得闻同道在临床与学术上取得较大的进步。

王毅刚先生从拜师学中医始,当乡村赤脚医生,后于南京中医药大学深造。毕业后在重庆市中医院针灸临床数十载,颇有心得。后被授以重庆市针灸学术带头人、名中医称号,是全国老中医药专家学术经验继承工作指导老师、中国中医科学院首批临床传承博士后合作导师。

今重庆市中医院组织王毅刚先生师承学徒,总结整理其针灸临床穴法的学术思想与经验。著成《王毅刚针灸临床穴法精要》,本书通过古典文献复习,对导师针刺守神、守气的针刺技法等多有发挥,有关"神机""穴法""动留针术"的认识颇有创见,临床技术手法简捷而实用,有较大价值。

品味全书,对针刺"守神机"的感悟与技术运用,前后呼应,自成一体。从中可体味到我国针灸历史人文传统的精华,对传承古代针灸的临床经验与技术大有裨益,故乐为之序。

国家重点基础研究(973 计划)项目首席科学家
中国针灸学会副会长、成都中医药大学校长

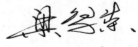

2016 年 3 月

前　言

窦默《通玄指要赋》云"必欲治病，莫如用针，巧运神机之妙，工开圣理之深。外取砭针，能蠲邪而扶正；中含水火，善回阳而倒阴"。王毅刚老师针灸临床数十年，针灸技法娴熟，临床疗效显著，治疗许多疑难杂症常能出奇制胜。实践表明，以针灸技法撬动神机是针灸临床治疗千古不变之秘；斟酌穴与法的配合是临证处置不变之规。

王毅刚老师从事针灸临床四十多年，经历了传统师承衣钵练习，农村赤脚医生"一根针、一把草"的地头实践，本科攻读，系统而规范的科班培养，历练丰富，功底扎实，临床经验丰富，学术见解独到。四十多年来，发表论文数十篇，编著出版专著3部，获多项临床针灸科研项目获科技进步奖。其中有关针刺技法的论文被日本医学期刊全文翻译发表并加按语推荐；有关经筋病合谷刺等技法刊于美国针灸临床杂志。

王毅刚老师显著的学术技术特点，可以归纳为对传统针灸治疗神机的把握和对针灸穴法的传承和发挥，表现在对传统针灸学说心领神会的传承和恰当的运用。王毅刚老师以此为临床之座右铭以自我鞭策。本书以《王毅刚针灸临床穴法精要》为名，充分体现了王毅刚老师对数千年传统针灸治疗的深刻理解，反映了王毅刚老师对针刺之巧的追求和治疗时机的捕捉，对神机奥妙的把握。可总结提炼为"术炼至巧，神机开工"。"术"为针刺之术，"炼"乃千锤百炼之意。正是如此，方造就一代名师。

本书中阐述的学术见解和临床经验，充分体现和传承了我国古代中医、民族文化及临床医学技术的特色，观点新颖且具有原创性，令人耳目一新，值得进一步传承和研究。

李延萍

2017年2月

目 录

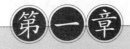

第一章
守神机：针灸临床决胜秘诀

第一节　针灸临床从《灵枢·九针十二原》说起

针灸临床以守神、守机为第一要务。

《灵枢》第一篇，针之大经大法不可不读也。其中义有不可晓者，奈何？（《针灸问对》）。《灵枢·九针十二原》是《灵枢经》开篇第一篇，原篇名为"九针十二原第一"。所谓第一，是言该篇居于全书之首。从本篇形式上的位置而言，确也如此。但实际上，本文有关针刺"粗守形，上守神""粗守关，上守机"的两个针灸临床必须"上守"的原则，才是真真正正第一要强调的内容。如此，才能使之用于治万民之病，"令可传于后世，必明为之法。令终而不灭，久而不绝，易用难忘，为之经纪。异其章，别其表里，为之终始。令各有形，先立针经"。这也是黄帝和岐伯讨论针灸学的首义。

本篇是《灵枢经》的一篇导论，具有导引针灸临床的指导意义。全文主要内容有三。一是如标题所示，提出了"九针"的基本形制和功用；二是提出了与人身元气紧密相关的十二原穴，实际上讨论了十二经脉井、荥、输、原、经、合对于脏腑的重要性；三是本篇标题上未有明言，却凸显了全篇的精华，即以"小针之要，易陈而难入"引出，针刺临床必须"守神""守机"这一针灸学术技术的根本原则。

现以《灵枢经校释》[1]"九针十二原第一"各段落的文字为依据，按照事类相从的原则，适当调整段落的位置，使三个主要方面的中心思想更加明确。

---

1 本书系中央卫生部 1977 年"七本中医古书校释工作执行计划"《灵枢经》的校释本。由河北医学院牵头，组织全国知名中医古籍研究、中医教学和临床专家承担本书校释工作。书稿完成后，又由南京中医学院和河北医学院主持组织全国知名专家审稿定稿后完成。由人民卫生出版社出版。

展示如下：

（一）

黄帝问于岐伯曰：余子万民，养百姓，而收其租税。余哀其不给，而属有疾病。余欲勿使被毒药，无用砭石，欲以微针通其经脉，调其血气，营其逆顺出入之会。令可传于后世，必明为之法。令终而不灭，久而不绝，易用难忘，为之经纪。异其章，别其表里，为之终始；令各有形，先立针经。愿闻其情。

本段因"微针通其经脉，调其血气"能治疗百姓的疾病，且不会出现药物那样的毒性，而先立《针经》，为传予后世，应该立下的规矩和原则。通过黄帝向岐伯发问的方式提出了本篇的立意与目的，也是为下面的行文做出的铺垫。这里需要指出，所谓"明为之法"和"为之经纪"就是针灸学最基本和最须遵循的原则。

（二）

岐伯答曰：臣请推而次之，令有纲纪，始于一，终于九焉。请言其道。小针之要，易陈而难入，粗守形，上守神，神乎，神客在门。未睹其疾，恶知其原？刺之微，在速迟，粗守关，上守机，机之动，不离其空，空中之机，清静而微，其来不可逢，其往不可追。知机之道者，不可挂以发，不知机道，叩之不发，知其往来，要与之期，粗之暗乎，妙哉工独有之。往者为逆，来者为顺，明知逆顺，正行无问。逆而夺之，恶得无虚，追而济之，恶得无实，迎之随之，以意和之，针道毕矣。

本段承接黄帝须"明为之法"而立《针经》的"经纪"之问，由岐伯回答。论述"令有纲纪"之词，说"易陈而难入"最基本的道是"守神"和"守机"。全文后面的内容，都由此而展开，并用"机之道""针道"来反复强调其重要性。针刺穴位后引发的微妙反应是"机之道"，由于"神客在门"，被刺客体之穴与神同在一门，因之"守机"与"守神"便有了必然的关联。乃至机道之"逆顺""迎随"等，都需要"以意和之"，用心体会。文中岐伯对何谓"神"未明言，只说与"守形"有相对应的意义。言外之意是说神总是相对于看得见的"形"而同时存在。"形"和具体可见的事物，属于客体的范畴，神和客体相依附，就好像"神客在门"一样。针刺治疗，是一个非常微妙的过程，高明的医生能感知穴位下面"机"的存在和表现。岐伯对穴下机道的描述，在后文中比较具体，此处只谈了气的动静和难点。"守机"即体会经气来往的动静，洞察气机往来的变化。针刺也应采用能"叩发"机道的技术。这段提出了"神""机"的重要意义，后面便是具体的阐述。

（三）

持针之道，坚者为宝，正指直刺，无针左右，神在秋毫，属意病者，审视血脉，刺之无殆。方刺之时，必在悬阳，及与两卫，神属勿去，知病存亡。血脉者，在腧横居，视之独澄，切之独坚。

睹其色，察其目，知其散复。一其形，听其动静，知其邪正。右主推之，左持而御之，气至而去之。

凡将用针，必先诊脉，视气之剧易，乃可以治也。五脏之气已绝于内，而用针者反实其外，是谓重竭，重竭必死，其死也静，治之者，辄反其气，取腋与膺；五脏之气已绝于外，而用针者反实其内，是谓逆厥，逆厥则必死，其死也躁，治之者，反取四末。刺之害，中而不去则精泄，不中而去则致气。精泄则病益甚而恇，致气则生为痈疡。

夫气之在脉也，邪气在上，浊气在中，清气在下。故针陷脉则邪气出，针中脉则浊气出，针太深则邪气反沉，病益甚。故曰：皮肉筋脉，各有所处，病各有所宜，各不同形，各以任其所宜。无实实，无虚虚，损不足而益有余，是谓甚病，病益甚。取五脉者死，取三脉者恇；夺阴者死，夺阳者狂，针害毕矣。

刺之而气不至，无问其数；刺之而气至，乃去之，勿复针。针各有所宜，各不同形，各任其所为。刺之要，气至而有效，效之信，若风之吹云，明乎若见苍天，刺之道毕矣。

凡用针者，虚则实之，满则泄之，宛陈则除之，邪胜则虚之，《大要》曰：徐而疾则实，疾而徐则虚。言实与虚，若有若无，察后与先，若存若亡。为虚与实，若得若失。虚实之要，九针最妙，补泻之时，以针为之。泻曰必持内之，放而出之，排阳得针，邪气得泄，按而引针，是谓内温，血不得散，气不得出也。补曰随之，随之意，若妄之，若行若按，如蚊虻止，如留如还，去如弦绝，令左属右，其气故止，外门已闭，中气乃实，必无留血，急取诛之。

岐伯此六小段应答，承接上文"守神""守机"，和他引出的"针道""机道"，分别谈了察患者目、观患者色以审察患者神的应用和方法；先诊患者脉，以知疾病的轻重及正气的"剧易"；邪气、浊气、清气在皮肉筋脉中的位置；针刺"气至"的体认，其中正邪虚实的状态与手法技术上的对策；针刺手法技术的应用不当，会发生"针害"的不良后果等。岐伯在本节中提出了"刺之要，气至而有效"的技术规则；还引《大要》谈了针刺虚实补泻的一些操作技术。

六小段文字内容初看似乎分散，如审察患者精神、脉象，针刺穴位后的反应，针刺虚实补泻的技术操作，针刺避免针害等。实际上，都在围绕着针刺如何"守神"、"守机"来讨论具体的事宜。"脉舍神"，脉诊反映出脉中的"神机"，针刺气至是反映经脉腧穴下的"神机"；针刺补泻，是针刺术对神机的调节。本节中岐伯所提到的"刺之道"与"针道"和"机道"有相近的意义，都是临床必须遵循的原则。

品读此段文字，还隐含着一个针刺临床治疗把握"神""机"的步骤或程式：即集中自己精神——审视病者两目——审患者神色，察脉气——审察针下是否气至，气机的有或无，去或来，脉中邪气、浊气、清气的状况——然后施行针刺，并依据先前步骤中获得的神机的综合状态而采用相应手法操作技术，如徐疾、迎随等，以达到调整"神机"的目的。

（四）

黄帝曰：愿闻五藏六府所出之处。岐伯曰：五藏五腧，五五二十五腧；六府六腧，六六三十六腧。经脉十二，络脉十五，凡二十七气以上下。所出为井，所溜为荥，所注为腧，所行为经，所入为合，二十七气所行，皆在五腧也。节之交，三百六十五会，知其要者，一言而终，不知其要，流散无穷。所言节者，神气之所游行出入也，非皮肉筋骨也。

五藏有六府，六府有十二原，十二原出于四关，四关主治五藏，五藏有疾，当取之十二原。十二原者，五藏之所以禀三百六十五节气味也。五藏有疾也，应出十二原，十二原各有所出，明知其原，睹其应，而知五藏之害矣。

阳中之少阴，肺也，其原出于太渊，太渊二。阳中之太阳，心也，其原出于大陵，大陵二。阴中之少阳，肝也，其原出于太冲，太冲二。阴中之至阴，脾也，其原出于太白，太白二。阴中之太阴，肾也，其原出于太溪，太溪二。膏之原，出于鸠尾，鸠尾一。肓之原，出于脖胦，脖胦一。凡此十二原者，主治五藏六府之有疾者也。胀取三阳，飧泄取三阴。

岐伯的此三小段文字，谈论十二原穴在人体的重要性和针灸临床中的应用。原穴能反映脏腑的疾病，针刺十二原穴能治五脏六腑的疾病。

五脏五输、六腑六输（亦即井、荥、输、原、经、合穴），阴经无原穴，而以输穴代原穴，合为十二原穴。原穴为人身元气灌注的要穴，对十二经脉、十五络脉都有良好的调节作用。岐伯又引申回答了粗工"守形"和"守关"的毛病所在。一是"十二原出于四关，四关主治五脏"；二是"节之交，三百六十五会"，"所言节者，神气之所游行出入也，非皮肉筋骨也"。说明像"四关"这类腧穴，以及"节之交，三百六十五会"，肢体关节的各种功能活动，连同其所有的穴位等都是神气游行出入之处，不能只简单地看成没有神气支配的皮肉组织。举例辨析了粗工和上工对形、神、关、机不同的认识和对待。

（五）

九针之名，各不同形：一曰镵针，长一寸六分；二曰员针，长一寸六分；三曰鍉针，长三寸半；四曰锋针，长一寸六分；五曰铍针，长四寸，广二分半；六曰员利针，长一寸六分；七曰毫针，长三寸六分；八曰长针，长七寸；九曰大针，长四寸。镵针者，头大末锐，去泻阳气；员针者，针如卵形，揩摩分间，不得伤肌肉，以泻分气；鍉针者，锋如黍粟之锐，主按脉勿陷，以致其气；锋针者，刃三隅，以发痼疾；铍针者，末如剑锋，以取大脓；员利针者，大如氂，且员且锐，中身微大，以取暴气；毫针者，尖如蚊虻喙，静以徐往，微以久留之而养，以取痛痹；长针者，锋利身薄，可以取远痹；大针者，尖如挺，其锋微员，以泻机关之水也。九针毕矣。

岐伯在此论针具的形状及其应用适应证。提出"九针各不同形，各以任其所宜。无实无虚，损不足而益有余"。

（六）

今夫五脏之有疾也，譬犹刺也，犹污也，犹结也，犹闭也。刺虽久，犹可拔也；污虽久，犹可雪也；结虽久，犹可解也；闭虽久，犹可决也。或言久疾之不可取者，非其说也。夫善用针者，取其疾也，犹拔刺也，犹雪污也，犹解结也，犹决闭也，疾虽久，犹可毕也。言不可治者，未得其术也。

这是岐伯为本篇所作的小结。遵守上述机道、针道、刺之道的"善用针者"，治疗效果迅速而理想。岐伯自信：只要针刺能"守神""守机"，"言久疾之不可取者，非其说也"，"言不可治者，未得其术也"。

此外尚有65字，讨论刺热证，刺寒清，以及足三里、阴陵泉、阳陵泉穴的具体用法，从上下文逻辑关系看，姑视为衍文，亦不影响全文主题。其文：

刺诸热者，如以手探汤；刺寒清者，如人不欲行。阴有阳疾者，取之下陵三里，正往无殆，气下乃止，不下复始也。疾高而内者，取之阴之陵泉；疾高而外者，取之阳之陵泉也。

小　结

复习全文 1580 字，扣除衍文 65 字，为 1515 字。其中讨论"九针"形制及其应用 235 个字；讨论"五腧"与"十二原"的问题 337 个字；其余 943 个字都在讨论针刺临床第一重要的关键技术，即针刺做到"守神""守机"是针灸临床的第一要务，也是针刺技术的最高境界。关注患者面部的神情及做好与患者的沟通和交流是守神的一大法宝；把握针刺穴位出现的"气至"和相应的针刺技术是"守机"的要求；脉诊是守神的必不可少的措施；十二经脉之"十二原"、五输要穴乃至"节之交"三百六十五会均是神气流行出入之所。故从临床的角度看问题，"守神""守机"就是把握患者神机，做好与患者的交流、选好治疗腧穴、练好针刺得气和通关过节技术三大问题。诚如宋元时窦默《通玄指要赋》所云："必欲治病，莫如用针，巧运神机之妙，工开圣理之深"。《九针十二原》作为《灵枢》开篇第一章，亦是《灵枢》的导论，指明了把握神机在针刺临床上的重要性。当然，真正要做到这一点，尚需每个针灸临床工作者终身努力追求。

第二节　形、神、关、机要义与临床应用

一、人体生命形、气、神的基本意义与相互关系

在古代，人的生命被看成是形、气、神的统一体。而中医学最重视的"精"则是形最纯粹的部分[1]。"形"是生命的载体。即人体身形，包括脏腑组织器官、五官九窍与肢体关节等各种有形之质。"气"则是脏腑组织器官功能的表现。"神"是有别于其他任何生命体人的精神与能力的表现。《淮南子·原道训》说："夫形者，生之舍也；气者，生之充也；神者，生之制也……今人之所以眭然能视，瞥然能听，形体能抗，而百节可屈伸，察能分白黑、视丑美，而知能别同异、明是非者，何也？气为之充，而神为之使也。"

---

1 注：形之纯者谓精。据《字汇·米部》："凡物之纯至者皆曰精"。中医学认为精有两个来源。一是后天之精，系物质的精微；二是先天之精，亦即元精，来源于父母。精可以化为气，充身而成为生命的活力。

形是生命的载体。

形体原始的胚胎来源于父母的生殖之精。所谓"人始生，先成精，精成而脑髓生，骨为干，脉为营，筋为纲，肉为墙，皮肤坚而毛发长"(《灵枢·经脉》)。父母两精的交媾，称两神相搏。相搏，相交合也。合而成形，结成原始的胚胎。这是最初原始形体的精华，故又称之为精，先天之精。这精，这神，必然携带着父母"精神"的密码，这也就是为什么父母的后代必然会有与父母相似的神的缘故。《灵枢·决气》："两神相搏，合而成形，常先身生，是谓精。"《灵枢·本神》说："故生之来谓之精，两精相搏谓之神。"

人的生命发生发育的过程，《灵枢·天年》说得很清楚：

"黄帝问于岐伯曰：愿闻人之始生，何气筑为基，何立而为楯，何失而死，何得而生？岐伯曰：以母为基，以父为楯，失神者死，得神者生也。黄帝曰：何者为神？岐伯曰：血气已和，营卫已通，五脏已成，神气舍心，魂魄毕具，乃成为人。"

精、气、神之间的关系是密不可分的，相互之间因生命生长发育及其运用的需要而转化，叫气化。张景岳解《素问·阴阳应象大论》精、气、神的关系时云：

"精化为气。故先天之气，气化为精；后天之气，精化为气；精之与气，本自互生。精气既足，神自王矣。虽神自精气而生，然所以统驭精气而为之运用之主者，又在于心之神。"(《类经·卷一·摄生类》)

可见，精、气、神、形都是生命最初的原物质。在谈及生命力的时候，有时称精气神，有时又称形气神。由于道家养生讲究"炼形""炼气""炼精"，就更喜欢说形气神。

形体精神生前受传于父母，既生，神气舍于心。而五脏已成，血气已和，营卫已通，新的生命便开始成长。《灵枢·根结》云："合形与气，使神内藏。"可见形、气、神三者不可有顷刻之分离。

生命形(精)、气、神一体示意[1]，见图1-1：

---

1 注：生人，有生命之人。集形、神、精、气一体之人之谓，与死人相对应者也。《灵枢·玉版》论针刺不当，而造成对人体生命危害，当有刺禁时云："黄帝曰：夫子之言针甚骏，以配天地，上数天文，下度地纪，内别五脏，外次六腑，经脉二十八会，尽有周纪，能杀生人，不能起死者，子能反之乎？岐伯曰：能杀生人，不能起死者也……请著之玉版，以为重宝，传之后世，以为刺禁，令民勿敢犯也"。

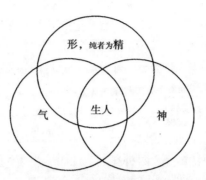

图 1-1 精气神三者关系图

气是生命的原动力。古人认为，气是构成世界的基本物质。生命之人亦由气化而成。在中医学的基本概念中，气是一个复杂的概念。因"气"所在部位不同，功能不同，化生来源和发生不同等，就有许多不同的表达。如先天之气、后天之气、谷气、营气、卫气、宗气、真气、正气等。诚如《灵枢·决气》说："黄帝曰：余闻人有精、气、津、液、血、脉，余意以为一气耳，今乃辨为六名，余不知其所以然。岐伯曰：两神相搏，合而成形，常先生身，谓之精。何谓气？岐伯曰：上焦开发，宣五谷味，熏肤、充身、泽毛，若雾露之溉，是谓气……黄帝曰：六气者，贵贱何如？岐伯曰：六气者，各有部主也，其贵贱善恶，可为常主。"

气"各有部主"，各有不同的功能。即气所在脏腑经脉部位，功能和所化生之不同。常用以概括人生生之气者称真气，《灵枢·刺节真邪》云："真气者，所受于天，与谷气并而充身也"；《类经》注释《灵枢·官针》"谷气"时，甚至将谷气、正气与神气视为相同之气，云："谷气即正气，亦称神气。"

神是生命功能状态的最高概括。

虽然《灵枢·小针解》注释《灵枢·九针十二原》"上守神"时，将"神"注释为"神者，正气也"，用以解释神在本文中的含义。但神在生命之中的地位，神的来源，乃至神的功用却并非一个正气说可以了了的。在中医学对生命的认识及其医学基本理论中，神具有多层次的含义。尤其古代道家学说与中医学千丝万缕的联系，以及后来道教对中医学的影响，"神"的本意就总是与宗教、迷信脱不了干系，乃至于每每谈及人类生命功能之神，就暧昧地不敢直面。

实际上，道家精神皆由崇尚自然而引出。自然的内涵在三种对立中把握，第一就是"与神对立，非神所造，没有主宰，自生自成"。（《道教通论——兼论道家学说》74 页）

牟钟鉴等《道教通论》认为，道是万物变化的渊源，是万物生存的依据。其云：

"道家与道教对鬼神的态度不同。道家高唱天道自然无为，否认有主宰人间的神灵存在。早期道家的产生正是在与传统的宗教观念相脱离中实现的，以后也基本上保持了无神论的传统。"（《道教通论——兼论道家学说》112页）

"作为万物生灭运化依据的道，不是在万物背后支撑着万物的另外一个块然独立的东西，而是万物在产生、发展、变化过程中自然显现出来的一种功能，是自然界内在的创造力量和运化规律。这一功能称之为'神明'，'神明'这一用语强调道不是一个实体，道是在万物生灭变化过程规律的自然显现，是古代人对于宇宙生灭变化规律的一种领悟与把握'"。（《道教通论——兼论道家学说》290页）

这就与中医学形神一致的生命整体观一致起来。牟氏有关神的功能作用还有进一步的解读。解《淮南子·原道训》"气为之充而神为之使也"云：

"人除了具有气和形之外，人的生命还包括精神。《淮南子》认为气和精神是相互作用的，书中把听、视、屈伸等感觉器官的活动，分黑白、视美丑等知觉活动，别同异、明是非等思维活动，统统归之为'气为之充而神为之使也'"。（《道教通论——兼论道家学说》295页）

詹石窗《道教文化十五讲》中引《说文解字》"神"的解释说："《说文解字》谓'神'，天神引出万物者也"，"照此，则最初的'神'是存在于天上的一种超越人类的力量，它的功能是'引出万物'。所谓'引出'，意味着'生'，因此古人心中的'神'实际上具有万物化的母体意义。既然能够生化万物，那就意味着'神'的功能大大超越了人的能力"。（《道教文化十五讲》）

在论证道教养生理论的时候，对"神"还做了更为直接的比喻和描述：

"构成养生主体生态的因素虽然复杂多样，但如果从本质上无非就是'形'与'神'两大方面。所谓'形'就是物质性的形态存在，这种物质存在包括躯体的外观，也包括组成躯体的诸多器官、血脉等；与'形'相对应的就是'神'。所谓'神'就是躯体内无形的指挥系统，这个系统虽然无形，但也是客观存在的。如果以'电脑'来比喻，那么'形'可以看做是电脑的硬件，而'神'则是电脑的软件"。（《道教文化十五讲》225、226页）

南北朝时期范缜曾著《神灭论》，辨析神的功能及与形体的关系。认为"神"就是人对事物的认知功能，也是自我的感知功能。"形存则神存，形谢则神灭"。认为造物之神根本没有，如有，也是因教化之需而假设者也。此将其神的功能作用摘录如下：

问曰："子云神灭，何以知其灭也？"

答曰："神即形也，形即神也。是以形存则神存，形谢则神灭也。"

问曰："形者无知之称，神者有知之名。知与无知，即事有异；神之与形，理不容一。形神相即，非所闻也。"

答曰："形者神之质，神者形之用，是则形称其质，神言其用，形之与神，不得相异也。"

问曰："神故非质，形故非用，不得为异，其义安在？"

答曰："名殊而体一也。"

……

问曰："形即是神者，手等亦是神邪？"

答曰："皆是神之分也。"

问曰："若皆是神之分，神既能虑，手等亦应能虑也？"

答曰："手等能有痛痒之知，而无是非之虑。"

问曰："知之与虑，为一为异？"

答曰："知即是虑，浅则为知，深则为虑。"

问曰："若尔，应有二虑，虑既有二，神有二乎？"

答曰："人体唯一，神何得二？"

问曰："若不得二，安有痛痒之知，复有是非之虑？"

答曰："如手足虽异，总为一人。是非痛痒虽复有异，亦总为一神矣。"

——《弘明集·下·难神灭论》（592~604 页）

范缜（约公元 450~510 年），唯物主义哲学家和无神论者。针对当时朝野笃信佛教，社会风靡，而范缜称无佛，提出"神灭"之说。这在社会上引起轩然大波，导致一场关于神为何物，以及神是否消亡的辩论。范缜认为：生命体中的神与形是相互依存的，死亡后的形骸便不具备生命体的功能，故曰"神即形也，形即神也""形存则神存，形谢则神灭"。形是神的载体，神是形的各种功能活动外在的综合表现。"形者神之质；神者形之用。形称其质，神言其用，形之与神，不得相异"。神一方面表现为思虑精神与是非曲直等事物的认知，还表现为肢体的运动功能，人体各组织器官对外界刺激的生理感知，如痒、麻、疼、痛等。说这些不同表现"皆是神之分也"。因此，人之神实际上就是对外界事物认知、感知，及其对自身动作行为支配，乃至对外环境的各种适应能力等。

"神"是人类生命自有之能，来源于父母遗传，通过后天的学习可以得到改造和提高，是人体生命功能总体的概括，也是此功能状态在外部的表现，也是人体生命活动的最高调节。中医的生命之神分别表征为五脏精神与感触，五官九窍视、听、言、嗅各种知觉，神色形态的各种表现，脉象的变化，针刺状态下经脉气血的得气与传导，四肢百节运动功能及其能力表现等都是神气或神机的表现。如果詹石窗先生以电脑和软件作比喻能够成立，毋宁说神是脏腑组织、五官九窍、肢体身形、肢体各种系统功能的总体集成。

中医学的理论中，人的生命活动是以五脏为中心来组织和进行的。各脏腑组织、五官九窍、形体肢节各有自己的不同生理功能。《素问·六微旨大论》在谈论生命需要遵守自然法则时，提出以"升降出入"来概括各脏腑组织的功能，以"生长化收藏"来表达脏腑组织功能运作的结果，以"生长壮老已"来概括生命的过程。其云：

夫物之生，从于化，物之极，由乎变，变化之相薄，成败之所由也……出入废则神机化灭，升降息则气立孤危。故非出入则无以生长壮老已，非升降则无以生长化收藏。是以升降出入，无器不有。

所谓神机，是生命各系统功能及能力的总括。升降出入的正常运作，必然达成基本精微"生长化收藏"对生命的支持，表现为生命"生长壮老已"的过程。这个过程中的任何阶段与环节，都是神机的作用与表现。如果神机化灭，生命便随即终止。故《素问·遗篇·刺法论》云："十二藏之相使，神失位，使神采之不圆"，生命亦即亡失。

此冒昧以 1964 年中医学院试用教材（二版教材）显示各藏象的功能及其联系的一个图表，将升降出入及生长化收藏等功能示意其中，似更符合古来的认识，姑且名为"生命神机运作图示表"（表 1-1）。

历史上中医学者对神的认识多注意精神情感的部分。实际上，神的功能涉及各系统的功能、能力表现，如精神意识思维模式和运动模式；对事物的认知及其聪明智慧，五官的感知、辨识的能力；皮肤筋肉触觉、痛觉、温度觉的感知及能力；肢体关节运动功能及能力等。超越正常的状态，人们都用神异、神奇来加以概括或描述。神的概念可以概括如下：

元神对外界事物的认知，自身情感的表现与控制调节：表现为学习记忆模仿的能力；

对脏腑系统功能的集成与整合：表现为升清降浊，气血津液水液代谢的生化；

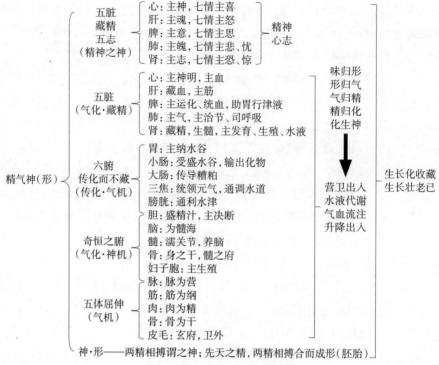

表1-1 生命神机运作图示表

对经络系统气血布散运行功能的整合；

对肢体关节运动平衡功能的整合；

对皮肤筋肉触压温痛等刺激各种感知的功能的整合；

人体各种能力的外在表现。

二、针刺临床守神、守机的意涵与应用

"神"除精神情感外，更是一种认知的能力，如思想、思维、体认、分析、综合等。"机"则是具体认知的部分，是具体事物内部变化的根由、事物变化发展的过程。《庄子·外篇·至乐》说："万物皆出于机，皆入于机。""机"存于造化事物之内部，可以感知，却难以目睹。《庄子·外篇·天地》讲述子贡教汉阴丈人用桔槔汲水的故事，说："有机械者必有机事，有机事者必有机心"，"机事"就是事物内部的结构，变化的根由。

中医学理论体系"神"和"机"都代表生命的功能及其外在表现。"神"表达的功能大多涉及生命的较高层次，或是属于多个系统，比较抽象、比较复杂

的情形，如神机、生化之机，心藏神，心神又统领五藏神、神气、神色等；"机"则更多表达为具体层面内在的机理，如病机、气机、机关、机窍等。"机关"常用来表达某些组织结构，如"宗筋主束骨而利机关"（《素问·痿论》）；"少阳厥逆，机关不利，机关不利者，腰不可行，项不可以顾"（《素问·厥论》）；"肺心有邪，其气留于两肘；肝有邪，其气留于两腋；脾有邪，其气留于两髀；肾有邪，其气留于两腘。凡此八虚者，皆机关之室，真气之所过"（《灵枢·邪客》）。"机"有时也表达生命总体的功能，如生机、神机等。神和机，都具有变化莫测的特点，而且也往往非一般精神的支配和调节。"机"又经常和"神"连用，叫作"神机"。在中医大内科学临床的范畴，脏腑生理与病机受到普遍的重视，针灸临床则更重视人体肢体骨骼筋肉经络运动"神机"的分析及其技术对策。中国中医科学院针灸学者赵京生解读针刺"守神"和"守机"时说："《灵枢·九针十二原》中与'上守神'含义与句式相似的是'上守机'。机，本意指机括，在这里当指'神机'，与'神'意相通。"（《针灸理论解读：基点与视角》第8页）

（一）粗工"守形"之误

形者，形体，五官九窍、四肢百骸有形之体。《内经》有关针刺针对不同年龄、不同禀赋、不同形体、不同体质等因素而采用不同刺法的记载不少。但自从《灵枢·九针十二原》称"粗守形，上守神"以后，"守形"就有了专门所指的含义。《灵枢·小针解》："粗守形者，守刺法也。"而后马莳有云"下工泥于形，徒守刺法"，便将"守形"囿于针刺手法技术的范畴。就临床实际而言，所谓"形迹功夫"，则远非刺法一囿。如守治疗腧穴，某病用某穴，某法疗某病，以某法治某症等，但只知其然而不知其所以然，不求甚解，按图索骥等皆"粗守形"之谓也。

（二）粗工"守关"之误

"粗守关"是《灵枢·九针十二原》相对于"上守机"而提出的。"关"在总体上表征肢体关节，是人体"形"的一部分。如四关，就是指肘、膝四大关节。《灵枢·九针十二原》论述"五脏五腧，五五二十五腧；六腑六腧，六六三十六腧……五脏有六腑，六腑有十二原，十二原出于四关，四关主治五脏，五脏有疾，当取之十二原"；又云："节之交，三百六十五会，皆神气所游行出入也"。这就将全身有形之关节、骨节及其可以触摸度量的腧穴尽皆涵盖其中。如此，"关"也有了"形"的意味。"关"及其周围上下诸多腧穴是有明确的主治作用的。而且之所以能治疗某病，全在于腧穴所在之经脉、脏腑神机之联系。"粗守关"所败，在粗工只知某穴可以疗某病，却不知其中神机所在于何处。

针灸学家张缙先生云："所说'守神''守机'就是指守住针下的气，并能控制针下气的传导和性质。'守关'和'守形'指的是一般的医生只知四肢关节部位和腧穴，把腧穴仅仅看成是一个解剖部位，是皮、脉、肉、筋、骨而已，而不知道腧穴是'神气之所游行出入'之处。"解读"空中之机"又按云：《灵枢·小针解》里的"空"指的是腧穴，而"机"则指的是"神"，亦是动态中的经气。汉·郭玉说："腠理至微，随气用巧，针石之间，毫芒即乖，神存于心手之下实际，可得解，而不可得言也。"（《针灸大成校释》第 321、329 页）

(三)守神

1. 把握总体之神，以利针治　诊察人色脉之神，在针灸临床上有两个主要目的。一是考察病情是否适合针灸治疗。二是测知患者精神状态，以利于调动精神意志，使之向积极的因素转化，利于取得好的效果。经言"拘于鬼神者不可与言至德，恶于针石者不可与言至巧""病不许治者，病必不治"。

"凡将用针，必先诊脉"。通过脉诊、色诊，实际上应该是包括脉诊在内的望闻问切合参的情况，考察是否符合针刺治疗的适应证。在针刺治疗过程中，通过观察患者神色，感知其对针刺的接受程度，调动其战胜疾病的积极性，也是守神的功能作用之一。

如察色可以诊察五脏之精气活动的状态，败证不可治。《素问·脉要精微论》云："夫精明五色者，气之华也。赤欲如白裹朱，不欲如赭；白欲如鹅羽，不欲如盐；青欲如苍璧之泽，不欲如蓝；黄欲如罗裹雄黄，不欲如黄土；黑欲如重漆色，不欲如地苍。五色精微象见矣，其寿不久也。"

又如形态反映神机的变化。"夫五藏者，身之强也。头者，精明之府，头倾视深，精神将夺矣；背者，胸中之府，背曲肩随，府将坏矣；腰者，肾之府，转摇不能，肾将惫矣；膝者，筋之府，屈伸不能，行则偻附，筋将惫矣；骨者，髓之府，不能久立，行则振掉，骨将惫矣。得强则生，失强则死"。"治之要极，无失色脉"（《素问·移精变气论》），强调从总体上诊察生命的神机的重要意义。如果疾病发展到"神不使"时，是针石药物均不可能取得治疗效果的阶段。"精神不进，志意不治，故病不可愈。今精坏神去，荣卫不可复收……故神去之而病不愈也"。（《素问·汤液醪醴论》）

察神的方法：具体说来，就是要观察患者眼神及两目间、额头部位明堂的神采。《灵枢·九针十二原》说："神在秋毫，属意病者，审视血脉，刺之无殆。方刺之时，必在悬阳，及与两卫，神属勿去，知病存亡。"两目及明堂部位最能反映患者的精神状态：放松或紧张，怯懦或坚强，畏惧还是乐于接受针刺等；

对待自己的病情，悲观或是乐观，消极或是积极；对医生是信任或是疑虑等。

随着针刺治疗过程的推进，患者对针刺得气的反应，医生对进针过程中神机的感知与把握是"守神机"的第二个阶段。观察患者的精神类型对外界事物的敏感程度也属于守神机的一部分。

敏感者容易受到暗示，针刺容易引发得气感传，是人体神机对针刺引发经脉之气表现的反应。敏感者因其神易浮，最易感知；迟钝者其神内敛，则感应迟缓。这在针灸临床上普遍受到重视。

2. 守脏腑经络气血运行功能之神　人身各脏腑组织器官经络气血运行、升降出入具有各自的规律，经络腧穴临床尚有各自的应用。比如五腧穴、原穴均是重要特殊要穴。自宋元以后，窦默提出的八脉交会穴等。其所以成为要穴，全在于其能对神机的调动。另外，所谓"九针之要，各不同形"，各种治疗方法也有各自不同的功用和差别。本书论细灸条灸与粗艾条灸治疗功用发散走窜与烘热透里之不同，亦关乎神机的功用。因此，守神机并非取巧之举，依然必须熟悉中医学说基本理论，尤其是各脏腑组织器官在经络腧穴功能上的联系，融会贯通，临床才能得心应手。

(四)守机

1. 体认和把握针下气机往来、逆顺　孔穴之下养荣循行者，血气也。"空中之机，清静而微，其来不可逢，其往不可追"，施术者应该了解和熟悉机体各部气血的运行规律。"知机道者，不可挂以发，不知机道者，叩之不发"。古时学习针灸，需在自身上试针、练针。并非只是形迹功夫，是要自己亲身体会针刺的反应，能知"机道"。

针刺手法引发的反应表现多端，十分微妙。酸、麻、胀、重、痛，或如蚁行，或如鸟飞，或强或弱，或闪现而难以捕捉，或持续而传导等。古人有细致的观察和描述，这都是神机的活力。临床上医生需要通过手法来激发，控制得气的感传，甚而通过一些技术动作使针感"通关过节"，达到"气至病所"的效果。

2. 把握形体运动的神机　肢体各部关节，都是"机关"。肢体关节各部动静运作，刚柔相济，协调矫健，都是"神机"的功能表现。在人之体，"骨为干，筋为刚，脉为营，肉为墙"。由"神机"支配，肢体关节筋肉支撑躯体，抵御外力，屈伸、外展、内收、旋转等活动自如，张弛有度，筋肉关节各有能力，各有功用。"所言节者，神气之所游行出入也，非皮肉筋骨也。"说明"神"对生命不同形体的脏腑组织指示不同的含义。"神"对人体生命现象有着不同层次的体现和表达。"机"随"神"而动，"关"随"机"运用。脏腑组织器官的功能表现为升降出入的变化，肢体关节表现为运动与活力。突然跌仆闪挫，或寒邪凝滞，肢体关节筋肉神机失守，运作不灵而运动障碍。《杂病源流犀烛》说："跌仆闪挫，卒然身受，由外及内，气血俱伤病也。何言之？凡人忽跌忽闪挫，皆属无心，故其时本不知有跌与闪挫之将至也，而忽然跌，忽然闪挫，必气为之震，震则激，激则壅，壅则气之周流一身者，忽因所壅而凝聚一处，是气失其所以为气矣。"心藏神，正气亦谓神。"气失其所以为气"是机关不利也。所以《灵枢·小针解》有云："粗守关，守四肢而不知血气正邪之往来也。"古人深知关节筋肉运作之奥秘而发明导引之术，正是利用"神机"对自身病痛的修复。

第三节　把握神机的针灸临床行为模式

医学行为模式又叫医学观，是人们考虑和研究医学问题时所遵循的总的原则和总的出发点。即人们从总体上认识健康和疾病以及相互转化的哲学观点，包括健康观、疾病观、诊断观、治疗观等，影响着某一时期整个医学工作的思维及行为方式，从而使医学带有一定的倾向性、习惯化的风格和特征。

一、我国古老的医学行为模式的创造

《灵枢·九针十二原》以黄帝和岐伯问答的形式，论证针灸临床治疗技术准则和技术方法。其把握"神""机"的步骤和过程，却显现出一个古老而现代的临床行为模式：即以患者为中心，首先集中自我之神——审视病者两目——审患者神、色、形、态——审察脉气——备用针具，针刺——审察针下得气，有或无，去或来，辨识脉中邪气、浊气、清气的状况——对症的补或泻技术，如徐疾、迎随等，以达到调整"神机"的目的。

治疗过程中，始终把对患者的关注放在第一的位置。《素问·宝命全形论》也说："凡刺之真，必先治神，五藏已定，九候已备，后乃存针；众脉不见，众凶弗闻，外内相得，无以形先，可玩往来，乃施于人……至其当发，间不容瞚。手动若务，针耀而匀，静意视义，观适之变。是谓冥冥，莫知其形。"

归纳《素问》和《灵枢经》的其他篇章，以及后世针灸临床治疗的实践，可以清晰地看到贯彻千百年的针灸医师的临床行为模式。

1.对环境的要求　医生利于诊疗，患者感到舒适安全。

（1）环境的安定优良：无暴风骤雨及雷电，最好天光月明，环境宜人。"凡刺之法，必候日月星辰，四时八正之气，气定乃刺之。"（《素问·八正神明论》）

（2）医者自身的严肃态度和精神的调适："神在秋毫，属意病者""凡刺之法，必察其形气……深居静处，占神往来，闭户塞牖，魂魄不散，专意一神，精气之分，毋闻人声，以收其精，必一其神，令志在针。"（《灵枢·终始》）

（3）审视关注患者精神情绪：尤其要注视患者的两目及其两目之间所反映出的精神状态。《灵枢·九针十二原》："必在悬阳，及与两卫"；《素问·针解》："必正其神者，欲瞻病人目制其神，令气易行也。"

（4）脉诊："凡将用针，必先诊脉""审视血脉，刺之无殆"（《灵枢·九针十二原》）。实际上，古人针刺治疗的整个过程中都要诊脉。不仅是用于疾病之初的诊断，也是针刺治疗采用补泻等技术方法的依据，还是针刺治疗效果评估的标准。如《灵枢·小针解》："所谓虚则实之者，气口虚而当补之也。满则泄之者，气口盛而当泻之也。"

2.做好针具的准备，出针提示患者　通过以上条件的酝酿和准备，医生可以集中精力进行治疗方面的技术操作，患者的精神和身心已能调适到可以接受针刺的最佳状态。《素问·宝命全形论》："外内相得，无以形先，可玩往来，乃施于人"；《素问·调经论》："刺微奈何？岐伯曰：按摩勿释，出针视之曰，我将深之，适人必革，精气自伏，邪气散乱，无所休息，气泄腠理，真气乃相得"。

二、针刺治疗过程中医者行为模式

表1-2　针刺治疗过程中医者行为模式

准备状态	医患自适应状态	得　气　状　态		显效
察神		揣穴		出针
脉诊	选针	进针	手法补泻	开穴
视诊	温针	五刺	手法行气	出针
推定人神	选穴	九刺	（复式手法）	闭穴
念咒		十二刺		

"准备状态"指患者求诊，医生接诊、观察患者开始，医患双方就进入精神和技术各方面的准备。通过交谈，病者表达自己的诉求，医生依据患者的精

神、体质、病候乃至心理状况、愿望等情况，推定人神[1]，选择治疗时机等，念咒[2]及安慰等，使患者精神集中，对医生信任，对治疗充满信心。

"自适应状态"指医生通过诊察和交流，对患者的精神心理、愿望，体质、病候等有较深入了解，而进入实际的技术准备阶段。此时患者对医生的信任增加，并按照医生的要求摆好治疗体位。医生则准备治疗器具，选择治疗腧穴等。医生所必需的一些技术动作，如选择粗细规格合适的针具，针的温度不对患者产生不良的刺激，包括古人以口内温针的方式来保障患者的舒适等。

古人对于对针灸念咒，历代反对的声音也不在少数。对针灸时推定人神禁忌，择时而针都是有不同看法的。大多认为拘泥于人神禁忌会延误治疗。有的主张急诊以急救为主，不必推定人神。明·高武对念咒和推导人神的做法都是反对的。但明知其错误，其批评却也意善而婉转："咒法非《素问》意，补注又为王氏辈为之，未足信。但针工念咒，则一心在针。故曰如待所贵，不知日暮也"（《针灸聚英》第 195 页）；"凡医者不能知此避忌，若逢病患厄会，男女气怯，下手至困，通人达士，岂拘此哉。若遇急卒暴患，不拘此法。许希亦云：若人病卒暴，宜急疗，亦不拘此"（《针灸资生经》第 104 页）。

可见推导人神禁忌和念咒的基本出发点，还是期望治疗时医疗活动的成

---

1 注：据马继兴《针灸学通史》考证，"人神禁忌"的主张是汉代出现的。实际上，《素问》中便有"人神"的提法。《素问·刺法论》：凡此十二官者，不得相失也。是故刺法有全神养真之旨，亦法有修真之道，非治疾也。故要修养和神也，道贵常存，补神固根，精气不散，神守不分，然即神守而虽不去，亦能全真，人神不守，非达至真，至真之要，在乎天玄，神守天息，复入本元，命曰归宗。

《素问·本病论》说：人气不足，天气如虚，人神失守，神光不聚，邪鬼干人，致有夭亡，可得闻乎？岐伯曰：人之五藏，一藏不足，又会天虚，感邪之至也……心为君主之官，神明出焉，神失守位……神既失守，神光不聚……令人暴亡。

《素问·玉版论要》：请言道之至数，五色脉变，揆度奇恒，道在于一，神转不回，回则不转，乃失其机。

针灸治疗时推定人神自隋唐起便十分普遍。历代的针灸文献，不谈人神者几乎无有。孙思邈云："欲行针灸，先知行年宜忌及人神所在，不与禁忌相应即可。"详细地介绍了各种宜忌人神推算的方法。

2 注：咒语的应用，由来已久。《灵枢·终始》有"占神"的说法，占神也是古代祭祀活动中的一种仪式，其中就有念咒的内容。许地山认为咒与祝同源。祭祀的祝词，后来便成为民间的咒文。还认为南方禁咒很盛行（《道教的历史》184~185 页）。念咒的本意，源于人们对治愈疾病和针刺治疗安全的祈求。咒语的形式和内容很多，根本难于让人理解。《针灸逢源·卷三·用针咒》所记一则比较易懂，大致是祈祷平安和取得效果的愿望，云："天灵节荣愿保长生，太玄之一。守其真形，五脏神君，各保安宁神针一下，万毒潜形，急急如律令摄。"其后更云："凡针默念咒一遍，吹气在针上，想针如火龙，从患者心腹中出，其病速愈。"《备急千金要方》对不同类别疾病有不同的咒语，名目很多，此处不再录。

功与安全。根本性的错误乃在于其所依据的理论是毫无意义的。今天所追溯出的历史事实，亦是借此提示医患相互沟通的重要。具体的措施包括富有人情味的解释与安慰。

针刺"治疗得气状态"指针刺腧穴后，医生对针刺引发的得气及其感传的驾驭，在技术形态上施行适应病情的技术措施。方法和内容相对比较复杂，比如单式手法技术，或是复式手法技术等。简单地说，可以划分为补或泻的手法，或者通关过节的手法等。在这个过程中，医生通过自己的手感和征询患者的感受，应不断地调整，以期达到最佳的效果。

针刺"显效状态"，是指针刺治疗的结束阶段。古人对此阶段的认识与今人有很大的不同。古人认为结束阶段是治疗得气阶段的延续。比如出针时以手法按压穴位，不使正气泄出，谓之"补"；出针时不按压穴位，让穴位处于开放的状态，让邪气出，谓之"泻"。在宋元时著名针灸临床家窦默，还主张在患者的肩井穴上捏拿、拍打，以消除患者的肌肉紧张和僵硬感。自然，随着治疗程序的结束，效果也显而易见了。

三、针灸临床医疗模式的现代创造

随着现代医学科学的进步，人们注意到医学临床行为模式的重要意义，提出由生物医学模式转变为"生物－心理－社会"医学模式的概念。医学心理学正是适应这一转变而逐步发展、完善起来的。

《灵枢·九针十二原》所展示的古代针灸临床治疗的行为模式，是最早体现了"生物－心理－社会"医学模式的理念和行为方式。

自古以来，看重"人"的价值，尊重人性的观念就是我国民族文化的传统。强调人的价值，"人命至重，有贵千金"（《备急千金要方·序》）。在针灸临床治疗的整个过程中，从接诊患者、分析病情、医患沟通，选穴、温针、"守神""守机"，操控气至等，每一步骤都是在医患间相互合作与尊重中完成的。因此，即便现实的针灸临床中已经渗入了不少现代医学或现代科学的元素和方法，遵守我国优秀的历史人文传统模式仍然是十分有益的。

第四节　补泻手法技术是对神机感应的把握与运用

针刺得气，或云针刺气至，是针刺入腧穴引发的反应。卓廉士先生依据

"卫气者，卫外而为固也"，认为"得气"现象是卫气的反应，甚而称其为"卫气效应"（《营卫学说与针灸临床》）。《灵枢·行针》云："或神动而气先针行，或气与针相逢，或针已出气独行。"《灵枢》和《素问》对"气至"的多种说法，表明针刺"气至"现象是针刺引起气的活动。针刺"气至"可分为"正气至""谷气至""邪气出""正邪相争"等不同反应，针刺"补泻手法"的技巧在于针对不同性质气至现象的利用与控制，以"比类取象"思维，而提出深浅补泻、迎随补泻、呼吸补泻、徐疾补泻、开阖补泻、方员补泻等。

补泻手法源于古人取类比象的观念。《素问·示从容论》："夫圣人之治病，循法守度，援物比类，化之冥冥，循上及下，何必守经。"张景岳解读为"援物比类，格事物之情状也。化之冥冥，握变化与莫测之间而神无方也。能如是则循上可也，及下亦可也。然则法不可废，亦不可泥，弗拘形迹，何必守经，是乃所谓圣人之至治。"（《类经》）

一、《素问》《灵枢》有关针刺"气至"的记载

《内经》时代，针灸疗法有关针刺即刻感应的记叙已较丰富而准确地出现在《灵枢》《素问》许多章节之中，并受到普遍重视。《灵枢·九针十二原》："小针之要，易陈而难入……粗守关，上守机，机之动，不离其空，空中之机，清静而微，其来不可逢，其往不可追。知机之道者，不可挂以发，不知机道者，叩之不发，知其往来，要与之期。"说针刺治疗只知道用穴是不够的，必须了解和掌握针下气的感应的变化。而针刺引起的穴位下面的感应十分微妙，有时又很短暂，稍纵即逝。尽管如此，这种"机道"都是可以仔细体认的。除局部出现针感外，有时还出现上下来往的传导，这就是针感，即今人之谓"得气"。针刺引起的感应，是有别于疼痛的一种特殊的反应，表现形式多种多样。《素问·宝命全形论》对针感的体会和描述最为形象："手动若务，针耀而匀，静意视义，观适之变。是谓冥冥，莫知其形，见其乌乌，见其稷稷，从见其飞，不知其谁，伏如横弩，起如发机。"又如《灵枢·邪气脏腑病形》："刺此者，必中气穴，无中肉节，中气穴则针游于巷，中肉节则皮肤痛"；《素问·长刺节论》："刺大分、小分，多发针而深之，以热为故。无伤筋骨，伤筋骨，痛发若变。诸分尽热，病已止"等。这些描述充分说明了针刺引起的特殊感觉有别于针刺引起的疼痛，或沉紧或松缓，或有寒温之不同，或能言其状，或难言其状，针刺出现针感后有的还可产生"若风之吹云，明乎若见苍天"的即时效果。因此认为取得针刺的感应是取得疗效的前提。

二、经络气至现象提示的临床意义

针刺作用于孔穴，针下出现医患双方都可察觉的不同感应及传导的现象，是一般生理意义上经络气至的功能，是神机对于针刺的反应。《内经》中记载的针下气至，有"邪气外出"或"正气来至"或"正邪相争"等不同生理病理意义。此外，还受针刺环境、患者体质及心理因素的影响。

关于正气来至引起针感，《内经》中多种不同的称谓：有神气、真气、卫气、经气来至等。如《灵枢·九针十二原》："节之交，三百六十五会……所言节者，神气之所游行出入也，非皮肉筋骨也"；《素问·离合真邪论》论针刺候气时则认为是候真气："真气者，经气也。经气太虚，故曰其来不可逢"；对气虚不足者，针刺应"先扪而循之，切而散之，推而按之，弹而怒之，抓而下之，通而取之，外引其门，以闭其神。呼尽内针，静以久留，以气至为故"。候气的方法则应"如待所贵，不知日暮，其气已至，适而自护，候吸引针，气不得出；各在其处，推阖其门，令神气存"。这表示所候之气应是神气。

神气是患者个体资质、精神状况的综合表现，与血气、卫气、经气的功能紧密联系。患者体质因素、针刺时外界环境因素及心理因素都会影响针刺即刻感应效果。《素问·八正神明论》在论证四时八正之气对人体血气盛衰的影响时说："用针之服，必有法则焉……凡刺之法，必候日月星辰，四时八正之气，气定乃刺。是故天温日明，则人血淖液，而卫气浮，故血易泻，气易行……是以因天时而调血气也。"指出针刺气至与血气、卫气、受针时机相关。《灵枢·行针》更进一步说明："百姓之血气各不同形，或神动而气先针行；或气与针相逢；或针已出气独行；或数刺乃知；或发针而气逆""重阳之人，其神易动，其气易往也"。

关于心理因素对针下得气的影响问题，已见于前面"百姓之血气各不同形""重阳之人……其气易往也"。《素问·针解》还有这样的经验，说针刺候气"神无营于众物"。静态观察患者，不要东张西望，仪态端庄并注视患者双目，以控制其精神状态，使针下易于气行，对疗效有所帮助。《素问·调经论》中也有"出针视之曰，我将深之，适人必革，精气自伏"技巧的运用，这都说明古人已充分注意到心理因素对针刺气至现象的诱导。是故当时更有"拘于鬼神者不可与言至德，恶于针石者不可与言至巧"的行医讳忌。

针刺气至是邪气外出的表现。《灵枢经》认为孔穴是"神客共会"之处，神为正气，客为邪气。而"夫气之在脉也，邪气在上，浊气在中，清气在下。故针陷脉则邪气出，针中脉则浊气出，针太深则邪气反沉，病益。"（《灵枢·九针十二原》）。《灵枢·终始》更直截了当："邪僻妄合，阴阳易居，逆顺相反，沉浮异处……须针而去。故一刺则阳邪出，再刺则阴邪出，三刺则谷气至，谷气至而止。"针刺得气后，正气被充分调动，邪气自可随针出去，无论在表的阳邪，或是在里的阴邪。由于邪气已出，谷气亦自然来复，故云"三刺而谷气至"。

关于针刺气至性质，究竟是邪气还是谷气的辨识，《灵枢·终始》的标准是："邪气来也紧而疾，谷气来也徐而和。脉实者，深刺之，以泄其气；脉虚者，浅刺之，使精气无得出，以养其脉，独出其邪气。"辨识"谷气"和"邪气"的方法有二：一是通过医生手下的针感，悠悠和缓舒适，属正气，谷气；滞涩坚紧，患者又有不适之感为邪气。二是通过察色和脉诊来辨识，如《灵枢·九针十二原》："睹其色，察其目，知其散复，一其形，听其动静，知其邪正，右主推之，左持而御之，气至而去之"；《素问·离合真邪论》："然真邪以合，波陇不起，候之奈何？""审扪循三部九候之盛虚而调之……刺不知三部九候病脉之处，虽有大过且至，工不能禁也。诛罚无过……"

三、针刺补泻手法是对"气至"的控制技巧

《素问》和《灵枢》记载的针刺技术方法有关于进针、出针的操作；有直接针对特定病症的技术操作，如《灵枢·官针》载"九刺""十二刺""五刺"等；有些技法则专属于不同针具的应用，如"十二刺"中以焠刺法治疗寒痹，"五刺"中的输刺法以治疗骨痹，"九刺"中的毛刺治疗皮肤病之浮痹，大泻刺则是以铍针用于刺泻大脓等。

古代专于对毫针针刺进、出、捻转或提插的技巧，属于"针刺补泻"一类。针刺补泻理论和技术历来歧义颇多。依据临床实际应用来考察"针刺补泻"的技法与应用，可以发现针刺补泻的理论与技法是在"气至"理论指导下，对针下气至现象的利用与控制。按《内经》的记载和后世的归纳，有深浅补泻、开阖补泻、迎随补泻、徐疾补泻、呼吸补泻、方员补泻等。现分析如下：

（一）病有沉浮，刺有深浅

《素问·刺要论》："病有浮沉，刺有浅深，各至其理，无过其道。"要求针刺要恰到好处，使针下气至，祛邪以出。《灵枢·官针》则进一步说："先浅刺绝皮，以出阳邪；再刺则阴邪出者，少益深，绝皮致肌肉，未入分肉间也；已入分肉之间，则谷气出。"《灵枢·官针》："始刺浅之，以逐邪气……最后刺极深之，以下谷气。"

邪气的阴阳属性有寒热阴阳之别，从其来势则有缓急大小之分，从邪气所在的层次有皮毛、肌肉、筋骨之不同，这在针法上就要求准确刺入邪气危害的部位，同时又要无伤良肉，以免伤正。《灵枢·邪气脏腑病形》："刺急者，深内而久留之。刺缓者，浅内而疾发针，以去其热。刺大者，微泻其气，无出其血。刺滑者，疾发针而浅内之，以泻其阳气而去其热。刺涩者，必中其脉，随其逆顺而久留之。"《灵枢·九针十二原》："刺诸热者，如以手探汤；刺寒清者，如人不欲行。"《素问·刺齐论》："刺骨无伤筋者，针至筋而去，不及骨也；刺筋无伤肉者，至肉而去，不及筋也……刺脉无伤皮者，至皮而去，不及脉也。"

（二）出邪保真，开阖有意

针刺后穴下气至，若是邪气外出，出针后开大针孔必然使邪有出路；若是真气外泄，则应时时护卫，因此出针时是否开闭孔穴，被称为开阖补泻。《灵枢·终始》记录了开阖补泻手法的具体操作："一方实，深取之，稀按其痏，以极出其邪气。一方虚，浅刺之，以养其脉，疾按其痏，无使邪气得入……脉实者，深刺之，以泄其气；脉虚者，浅刺之，使精气无得出，以养其脉，独出其邪气。"《素问·调经论》则进一步阐明开阖的意义："泻实者气盛乃内针，针与气俱内，以开其门，如利其户；针与气俱出，精气不伤，邪气乃下，外门不闭，以出其疾；摇大其道，如利其路。"

（三）来顺去逆，迎随就势

古人认为，针下气至，应知气的往来，往者为逆，来者为顺。迎着气来而进针，至适度的深浅，应摇大针孔出针；若气盛已去，或邪衰正虚，针感不明显，似有似无，则应出针并按压针孔，起到补益正气的作用，这是迎随补泻的应用。《灵枢·小针解》云："迎而夺之者，泻也。追而济之者，补也。"《灵枢·卫气行》则更为明了："刺实者，刺其来也；刺虚者，刺其去也。此言气存亡之时，以候虚实而刺之。"

（四）徐疾快慢，益正匡邪

《素问·针解》从开阖出邪气的角度来规定手法的操作，"徐而疾则实"者，是慢出针而疾按其孔穴；"疾而徐则虚"者，是快出针而慢按其孔。疾按是为多保留一分正气，慢按是为多出一分邪气。亦有采用徐徐进针以寻求针感，使有气至（为实）后，然后快出针为补，而进针快，有时往往得不到针感，为虚，此时应细细追寻，待气至时再慢慢出针。

（五）呼吸出入，顺势而为

吸入真气，呼出浊气，这是肺的功能。其与针刺术结合，便产生了"呼吸补泻"，此实际是一种顺势而为的技法。《素问·离合真邪论》在论本法时说："吸则内针，无令气忤；静以久留，无令邪布；吸则转针，以得气为故；候呼引针，呼尽乃去。大气皆出，故命曰泻。"又说"呼尽内针，静以久留，以气至为故……候吸引针，气不得出；各在其处，推阖其门，令神气存，大气留止，故命曰补。"详细地叙述了针术的具体操作及其机理。

（六）假"方员"之词，合诸法以导气

《素问》《灵枢》中均提到方员补泻。据《太素》杨上善注"员谓之规，法天而动，泻气者也"，"方谓之矩，法地而静，补气者也"，《灵枢·官能》："泻必用员，切而转之，其气乃行；疾而徐出，邪气乃出，伸而迎之，摇大其穴，气出乃疾。补必用方，外引其皮，令当其门，左引其枢，右推其肤，微旋而徐推之，必端以正，安以静，坚心无解，欲微以留，气下而疾出之，推其皮，盖其外门，真气乃存。"本法的技术特点：泻法切、捻转，疾而徐出，伸而迎，摇大其穴，使邪气外出，反映出技法快、刺激重的特点；是综合了迎随、徐疾、开阖的技法。补法微旋、慢推，安以静，闭其穴等在技术上刚好与泻法的特点相反，亦是迎随、徐疾、开阖的综合运用。

方员补泻，《素问·八正神明论》还另有一说，云"泻必用方""补必用员"。其文意刚好与《灵枢·官能》相反，招致后世有多种不同解读。有认为应从《灵枢·官能》之说，《素问·八正神明论》是释义于后，词义有所不同，强调呼吸的利用，更强调掌握好针刺时机，使更有利于"气"的流通等，随文释义，附会古人，未敢直言。

在《内经》时代，"提插捻转补泻"也有完全相反的操作技术。与"方员补泻"在认识和技术的差别，都来源于临床家对气机操控的假设与关联的类比。因此，在后来不少针灸文献中才有了"左转针""右转针"补泻的争论。

上述《内经》针刺补泻手法的分析表明：手法补泻操作的对象是针对针下之气而言，并非内科学上辨证之"虚实"；二是技法的设计，确是基于"除邪气，补正气"的观念，"比类"而"取象"，带有早期对针刺气至现象朴素、原始的分析与利用。这恐亦是后世有人质疑针刺"补泻"的缘由。

第五节　金明时代复式针刺手法的争鸣

金明时代是我国针刺技法的应用研究与争鸣兴盛的时代。自金·何若愚

《流注指微赋》、元初·窦默《针经指南》问世，下迄明·李梴《医学入门》、杨继洲《针灸大成》付梓刊行，中历徐凤《针灸大全》、高武《针灸聚英》、汪机《针灸问对》等；其间三五百年，各种单式、复式针刺手法发展到数十种之多，针术技法流派纷争、名家辈出。争鸣的焦点依然在于对针感的控制与利用，其表现在于对复式手法的应用与评价。

一、主要针法流派及成就

窦默，字汉卿，元初著名针灸学家，其主要代表著作为《针经指南》，载有《标幽赋》《通玄指要赋》(即《流注指要赋》)"等。是《内经》后补充完善"气至病所"的理论与方法第一人，重视神机的运用与表现，如云"凡刺者，使本神朝而后入，既刺也，使本神定而气随；神不朝而勿刺，神已定而可施。"认为针刺治疗技术是"巧运神机之妙，工开圣理之深"。其对针刺得气的观察和描述最为切合临床实际。如"轻滑慢而未来，沉涩紧而已至""气之至也，若鱼吞钩饵之沉浮，气未至也，似闲处幽堂之深邃"。在技术上主张单式手法。从针刺进针如何避免患者疼痛开始，到切循导引气感传导，出针后，如何解除患者的紧张与不适等，非常细致周到。他创立和归纳了针刺手法"十四法"，即动、摇、进、退、搓、盘、弹、捻、循、扪、摄、按、爪、切。窦氏的针术受到后世许多针灸家的推崇，至今有非常高的临床应用价值。"十四法"被高武《针灸聚英》收录，杨继洲《针灸大成》"十二字分次第手法及歌"，亦在此基础上衍化而来。

《金针赋》出于明代徐凤《针灸大全》。本书针刺技术的主要特色在于重视针刺气至的感传，名曰："飞经走气""通关过节"。在针刺技术上，徐氏承袭了窦氏下针十四法，更倡导和推崇通关过节的复式手法，阴中隐阳、阳中隐阴、子午捣臼、青龙摆尾、白虎摇头、苍龟探穴、赤凤迎源等综合行气法，使复式针刺手法达到十四种之多。这些手法对针灸临床产生了很大影响，由于其法疗效卓著，乃至于民间秘传，广为宝之。说是"得之者，每每私藏而不以示人，必待价之金乃可得也"。

高武是明代治学严谨的针灸家，他不但自制铜人，对针灸教育作出了很大贡献，而且对针法很有独到的见解，其代表作为《针灸聚英》一书。在针刺技法方面，高氏主张单式手法，推崇东垣徐入徐出的"导气同精"之法和窦默"十四法"、《医经小学》"平针法"等。

约与高武同时代的针灸大家汪机，著有《针灸问对》，以问答形式论证有关针灸法的基本问题，其基本观点与高武《针灸聚英》大致相同。

金明时代在针刺技法方面有所建树的大家还有一些，他们虽然各有特点，但从针刺操作的主要技术观点看，可概分为"主简"和"主繁"。认为前者以窦默《针经指南》为代表，主张单式手法；后者以《金针赋》及徐凤等为代表推崇复式手法。在这些流派的发展过程中，高武、汪机则是单式手法的极力维护者，并且在理论上和实践上大大丰富和发展本流派的学术论点。

二、争鸣的主要内容及实质问题

宋代以前，针刺技术基本遵循《内经》《难经》之说。手法虽比较简单，由于手法技术抓住了"得气"这一技术关键，疗效是令人满意的。随着针刺临床的不断发展，人们观察到了丰富多彩的经络现象。一是局部得气，有酸麻胀重等不同感觉。二是传导，偶可"通关过节"从局部向远端发生感传，以至"走至疼痛之所"。另外，施行一定技法，激发感传，可显著地提高疗效。对针刺气感的有或无，通过一定技法，"通关过节，催运气血，以飞经走气"；可以以"龙虎升腾之法，按之在前，使气在后，按之在后，使气在前，运气走至疼痛之所"。这样，促成了促针刺感传技术的发展。窦默说"原夫补泻之法，非呼吸而在手指"，而徐凤说"补泻之法，妙在呼吸手指"，看来手法操作技术是促感传的关键。正如本章先前的分析，补泻本身自古以来就是一种观念形态的东西，而针刺得气以至气至病所才是后世针灸临床医师孜孜以求的最高境界。《金针赋》复式手法的运用可激发经络现象。《金针赋·序》云本法驱运神气有"通接至微之妙"，乃至这些技术在民间秘传，更甚者则医人用针"动辄以袖覆手，暗行指法，谓其法之神秘，弗轻示人，惟恐有能盗取其法者"（《针灸大成·附辨》）。这是多种复式手法传播的历史和社会渊源。

由于医患双方对针感的体验都缺乏客观的检测方法，使之随个人的体验不同而带有多少神秘色彩。另一方面，关于各复式手法的命名，无论是手法术式的形象比喻（如苍龟探穴、青龙摆尾等）或是术式功能作用的概括，如"留气""抽气""抽添之诀"等，受到当时道家养生理念的影响，给本来就多而玄的复式手法增添了繁复之感。也正是如此，关于手法术式简繁的意义和作用成为争鸣的主要内容。

针法贵在得神取气。单式手法，并非不能驱运经气取得疗效。从简派认为针刺技法应以简驭繁。繁多的复式手法只不过是"巧立名色，非《素》《难》

意也"，甚至是"求针之明，为针之晦"（《针灸聚英·四法》）。汪石山则更执偏颇之词，谓其"合理者少，悖理者多""巧立名色，聋瞽人之耳目"。

针刺必候气至，如"气至者，慎守勿失，适而自护""刺之而气不至，无问其数"。因之复式手法的出现在所难免。汪石山在分析了"青龙摆尾"等复式综合补泻手法后云："其所立诸法，亦不出乎提按、疾徐、左捻右捻之外，或以彼而参此，或移前而挪后，无非将此提按、疾徐、左捻右捻六法，交错而用之耳。"又说："《素问》扪循、切散、弹怒、爪下、推按，凡此不惟补可用，而泻亦可用也，故曰通而取之也。"（《针灸问对·卷之中》）

高武在《针灸聚英·补泻》中引《济生拔萃》针法，以针尖朝向，或以手循扪经脉技巧，也可以激发经气感传，如云"仰手转针头向病所，以手循经络，循扪至病所。合手回针，引气过针三寸"，可使"气至病所"而"病已"。另外他在评论《金针赋》"下针法"时，也认同手法技巧可以实现"气至病所"。而且再次提到循、扪、切、摇、动、捻、搓、弹手法，和针头朝向来达到"运气走至疼痛之所"的效果。并说"素问有浅深法，而此曰天、地、人三才者，是亦九针论意"。说明他对《金针赋》手法及其得气运气的方法也是很赞同的。

不难看出，明代关于复式针刺技法的争鸣的实质是关于对针刺所引发的经络感传现象如何运用的问题。手法从简派和复式手法派都认同针刺激发经气的临床意义。只不过从简派强调"气至"（局部针感），"气至而有效"；而复式手法派追求感传，须"通关过节"（长程感传）。

三、争鸣的启示与临床意义

金明时期有关针刺技法上的争鸣是针刺技术发展过程中的必然现象。针刺须得气，引发感传（气至病所）可提高疗效。分歧点在于局部"得气"与引发"感传"两种不同现象的认识与评价。得气是针刺时穴下的局部反应，感传是穴下的得气循经感传。据经络感传的现代研究，针刺引发的显性感传在人群中的比例只是小部分，大约15%，但通过适宜的诱导与技法操作，经络的显性感传则是可以大大被激发的。近年来，临床上激发感传"气至病所"以提高疗效，并未引起足够的重视，临床上，言必称补泻者多。这是针灸技术现代科学研究上的憾事。

笔者通过文献研习和临床体验，总结出切循导气法、倒针朝病法、押手前后法、提插盘旋法等多种术式以激发感传，使针下气至病所，以提高疗效，并简化多种复式手法。关于"切循导气法""倒针朝病法""押手前后法"和"提插盘旋法"的临床手法依据，依然源于《金针赋》，研习实践多年，细心体会而成。

在杨继洲所传"十二字分次第手法"、二十四种复式手法和下手八法等数十种手法中，也不乏以单式手法激发感传的记载。如"爪摄法"谓"用大指爪甲切之，其气自通行也"；捻转法："转针头向病所，令取真气以至病所"，并云"此乃针中之秘旨也"。

本书所推荐"飞经走气"促感传技术详见第四章。

参考书目

1. 河北医学院. 灵枢经校释 [M]. 北京：人民卫生出版社，1982.

2. 张景岳. 类经 [M]. 北京：人民卫生出版社，1965.

3. 刘安. 淮南子 [M]. 顾迁，译注. 北京：中华书局，2009.

4. 牟钟鉴，胡孚琛，王葆玹. 道教通论——兼论道家学说 [M]. 济南：齐鲁书社，1991.

5. 詹石窗. 道教文化十五讲 [M]. 北京：北京大学出版社，2004.

6. 僧祐. 弘明集 [M]. 刘立夫，魏建中，胡勇，译注. 北京：中华书局，2013.

7. 南京中医学院医经教研组. 黄帝内经译释 [M]. 上海：上海科学技术出版社，1981.

8. 北京中医学院编. 内经释义 [M]. 上海：上海科学技术出版社，1964.

9. 庄周. 庄子 [M]. 孙通海，译注. 北京：中华书局，2007.

10. 赵京生. 针灸理论解读：基点与视角 [M]. 北京：中国中医药出版社，2013.

11. 杨继洲. 针灸大成 [M]. 黄龙祥，整理. 北京：人民卫生出版社，2006.

12. 张缙. 针灸大成校释 [M]. 北京：人民卫生出版社，2012.

13. 马继兴. 针灸学通史 [M]. 长沙：湖南科学技术出版社，2011.

14. 南京中医学院医经教研组. 黄帝内经译释 [M]. 上海：上海科学技术出版社，1981.

15. 沈金鳌. 杂病源流犀烛 [M]. 北京：人民卫生出版社，2006.

16. 高武. 针灸聚英 [M]. 上海：上海科学技术出版社，1961.

17. 王执中. 针灸资生经 [M]. 北京：人民卫生出版社，2007.

18. 张印生，韩学杰. 孙思邈医学全书 [M]. 北京：中国中医药出版社，2009.

19. 卓廉士. 营卫学说与针灸临床 [M]. 北京：人民卫生出版社，2013.

20. 徐凤. 针灸大全 [M]. 北京：人民卫生出版社，1987.

21. 汪石山　针灸问对 [M]. 南京：江苏科技出版社，1985.

22. 许地山. 道教的历史 [M]. 北京：北京工业大学出版社，2007.

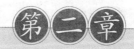

针灸穴法要义

"若稽古神圣成天之功，立民之命，爰作针法。针某穴，疗某病，手得之，心应之，非天下之至神，孰能与于此。卢扁尚矣，此法罕传。"——窦默《针经指南·序》

以针灸疗病，古称方技。所以能者，无非对某病、针某穴、用某术而已，古来称为"穴法"。起于宋，倡于明，其传承者多为家传或师徒授受，流传方式为借助歌赋得以流行。由于穴法之术承载着先辈们确切的临床经验，不如经典派分经辨证之难，故针灸穴法派的流行在金元至明清已是不可避免的事。虽明·汪石山《针灸问对》曾批评此"不究病因，不察传变，惟守某穴主某病之说，执中无权，按谱施治"，但当时凌汉章之穴法能驰名两京，确实反映了穴法对症的学术已然成为针灸临床经验传承之大势。

第一节 "穴法"，宋元后针灸临床上的一个术语

针灸学史上最早以"穴法"为术者，应为宋·庄绰的《灸膏肓腧穴法》（约公元1128年）。该书将孙思邈《千金要方·卷三十·针灸下·杂治》"膏肓俞无所不治"变为"灸膏肓腧穴法"，是一部灸疗"膏肓俞"以治虚劳的专书。本书虽不及五千字，却详细地论述了虚劳病症的由来、虚劳病与膏肓穴之间的联系和以灸膏肓俞穴治疗虚劳类病证，介绍了如何取膏肓俞穴和如何施行灸疗的技术问题。庄绰以自己亲历的临床事件，证明了专穴、专技、专法对某病专治效果的追求。

宋以后，以取某穴、用某法专治某病的技术方法受到针灸临床家的重视。除"灸膏肓腧穴法"外，人们还将《外台秘要》中"崔知悌疗骨蒸"的方法名为

"四花穴法",《集效方》灸治"瘰病"的方法名为"灸瘰穴法"等。临床上还出现一些如"骑竹马法"等一些新的以"……穴法"来表达治疗经验的记载。查阅明代高武、杨继洲等多种针灸学著述,如"灸膏肓腧穴法""灸瘰穴法""灸四花穴法"等已经很是常见起来。

将某穴法对某病症的治疗,强调穴与术的针对性,甚至扩展为针灸临床的一种思维方式,见于元代针灸家王国瑞。王国瑞继承和发扬了其父王开泽家传和可上溯至其师爷窦默的针灸经验,著成了《扁鹊神应针灸玉龙经》。《扁鹊神应针灸玉龙经》极力推崇和倡导针灸"穴法",强调其对症穴法的显著功效。书中"一百二十穴玉龙歌"就反复说"穴法深浅在指中,治病须臾显妙功,劝君要治诸般疾,何不当初记玉龙";"腹中气块痛难当,穴法须向内关防,八法有名阴维穴,腹中之疾永安康"等。其所编的"穴法歌",亦称"穴法相应三十七穴",则是专门介绍临床治疗时穴位配搭的"穴对"的。毋庸置疑,王国瑞所代表的针灸穴法的学术思想可在其传承的《标幽赋》《通玄指要赋》,以及极受窦氏推崇的何若愚"气血流注"的学说中得到反映。

另一位推崇针灸临床穴法的是席弘氏家传针灸学派。席弘氏从宋代至明代十二世家传针灸,代代不衰。席弘氏第十世孙席信卿传外姓人陈会。陈会学有成就,又授徒二十四人,其学术流传益广。陈会众徒中有名刘瑾者,在陈会《广爱书》的基础上著成《神应经》,大大地弘扬了席弘氏针灸临床的经验。《神应经》的内容有"穴法图""百穴法歌""席弘赋""补泻穴(雪)心歌"等,虽然《神应经》一书的付梓出版,已是席弘氏后300余年之事了(约1425年),说明宋、明300年间,"穴法"技术在学术界已广受追捧。

我们之所以推出王国瑞和席弘氏作为针灸穴法技术的代表,并不仅仅是他们的著述中反复强调穴法的重要,更主要的是他们临床"穴法"思维的定式,有别于传统经典的辨证论治学派。如宋代针灸大家王执中所著《针灸资生经》,书中虽也收录"灸膏肓穴法""崔氏灸四花穴法""灸瘰穴法"等,但都只是按照一般的验方来罗列于各病种的治疗中,并未上升到穴法这样一个专门的术语来加以对待和记载。

明代针灸临床的著述中,穴法已受到学界普遍的重视并逐渐形成学术上的流派。针灸"穴法"一词,也经常出现在中医及针灸医学的专书中。汪机《针灸问对·叙》就曾以"穴法"派来评价当时驰名两京的针灸大家凌汉章和李千户,说:"语凌则曰熟于穴法,凡所点穴,不必揣按,虽隔衣针,亦每中其穴矣;语李则曰用意精专,凡所用穴,必须折量,以墨点记,方敢下针也"。虽然他也批评穴法派"某穴主某病"临床思辨方法似不及于辨证施治,说"医者不究病因,不察传变,惟守某穴主某病之说,执中无权,按谱施治,譬之狂潦泛滥,欲塞下流,而获安者亦偶然也。"但亦足资说明"针灸穴法"已是主流的方法之一。

杨继洲《针灸大成》是对明以前针灸各家学说兼收并蓄而大成者也。其卷八收载的"穴法"即《神应经》"穴法"的内容;卷六将十四经穴的名称和位置定位法,称之为"考证穴法";也收载了《百穴法歌》《针灸玉龙歌》。

明·李梴《医学入门》本是一部普及型综合性中医药医学全书。书中介绍针灸的内容,几乎以"穴法"来概括针灸临床治疗技术的所有问题。该书将针灸经络学的内容与脏腑、观形察色问症、脉诊一起放在"卷之一"。涉及针灸临床治疗的基本知识包括选穴、配穴、针灸技法、与人神禁忌等,收载有"子午八法""附杂病穴法"。其在"子午八法"中说:"神针大要有四:曰穴法,曰开阖,曰迎随,曰飞经走气",甚至将"子午流注"也称其为"穴法子午流注"。其在引述《拦江赋》内容后,加注解释云"此穴法之大概也"。

清代以后,学界以"针灸穴法"为名的著述不少。清末湖南廖润鸿编集《勉学堂针灸集成》,其序有云"窃以为下手用功处在熟穴法,熟极则巧自生",还说"余性健忘,深虑旋得旋失,因将原书考证穴法,韵以五言,用当记诵"。根据我国现存针灸书目,其他以"穴法"名书的,还有:

《十四经穴法识》,清代 1829 年,日·相忌亭履著。书藏于中国中医科学院;

《针灸穴法》,清代 1875 年,佚名;

《针灸穴法》,约成书于 1911 年,著者佚名。被认为是一部零散的针灸经验之笔记,书中有关儿科针灸方面的内容,比较突出;

《金针秘传》成书于 1922 年,安徽方慎安著。其中收载古穴法歌并引汪绍达先生曰:"穴法歌传世已数百年,陆久之认为此乃针灸家一大秘传。"又曰:"吾师黄师屏救针灸晕针各穴多达十余处,与此歌相同而所列各穴几与玉龙歌相同。"并列有各穴,皆为对穴。

第二节　"穴法"的由来与概念的延伸

庄绰《灸膏肓腧穴法》,以其自罹重病,虚弱至极,多方求治无效,而"得陈了翁家传为灸膏肓腧"两次而愈,深感此技法之神妙难得。后便"考医经同异，参以诸家之说，及所亲试，自量寸以至补养之法，分为十篇，并绘身指屈伸坐立之像图于逐篇之后"，以"益广于天下"。本书的本意，在于介绍灸疗膏肓穴以治疗大病虚弱的技术方法，即"病症—穴—法（灸法）"的经验。膏肓俞位置隐秘，不易取准。庄氏行事极为严谨，其取穴之法，多方引证，务求有据。全书十篇，首篇引证唐代孙思邈"灸膏肓俞穴法"主治疾病与治疗技术；后列宋·王怀隐《太平圣惠方》和王惟一《铜人腧穴针灸图经》相关内容；还引述当代名医石藏用、陈了翁、张济、潘琪、泉州真人、普陀院僧人的经验、经治案例和自己的切身感受和体验。这是针灸学界最早以灸膏肓俞"穴法"治疗虚弱性疾病的记载。

　　孙思邈《备急千金要方》并无灸膏肓俞"穴法"的称谓。其法见于"卷三十·针灸下·杂病第七"。兹照录如下：

　　"膏肓俞无所不治。主羸瘦虚损，梦中失精，上气咳逆，狂惑忘误。取穴法：令人正坐曲脊，伸两手，以臂著膝前，令正，直手大指与膝头齐，以物支肘，勿令臂得动摇，从胛骨上角摸索至胛骨下头，其间，当有四肋三间。灸中间，依胛骨之里肋间空，去胛骨容侧指许，摩间肉之表肋空处。按之自觉牵引胸户中，灸两胛中各一处，至六百壮，多至千壮。当觉气下砻砻然如流水状，亦当有所下出。若无停痰宿疾，则无所下也"。

　　对于病情更加危重，不能正坐直立的患者和不能久正坐的两种情况。书中还记载两种相应的取穴方法，并强调了取此穴的技术关键在于："两胛骨使相离，不尔，胛骨覆穴不可得也。所伏衣襆，当令大小常定不尔，则失其穴也。"其后所附"论一首"云："论曰，昔秦缓不救晋侯之疾，以其膏之上，肓之下，针药所不及，即此是也。时人拙，不能求得此穴，所以宿痼难遣。若能用心，方便求得灸之，无疾不愈也。""论一首"是孙氏取自《左传·秦医缓和》医缓为晋侯治病的历史故事，说明"病入膏肓"显示疾病深重难疗。灸膏肓俞能疗此大病痼疾。但膏肓俞穴位于何处，晋唐前似少有人为之深究。

　　《备急千金翼方·卷第二十七·针灸下》也有"灸膏肓"治虚弱诸症的记载，且立小标题"膏肓俞两穴主无病不治"，文字内容与《备急千金要方》基本相同。足见孙思邈对此穴此法的高度重视，但在取穴法与治疗的特殊效果方面未见进展。

　　"膏肓俞"穴，究竟位于何处，如何定位，其特殊主治为何？近人有说东汉郑康成著有《针膏肓书》，但汉晋时医学文献未有其佐证。晋·皇甫谧《针灸甲乙经》349诸孔穴中无有。喜好收集民间奇方异治的葛洪《肘后备急方》，可得见"膏肓病"，却未见有"膏肓穴"的相关记载。唐《备急千金要方》及其以后王焘《外台秘要》等始见。孙氏将"灸膏肓俞"列于"卷三十·针灸下·杂病第七"论治中，其专论腧穴主治及其位置的"卷二十九·针灸上·明堂三人图·脊中第三行十三穴远近法第七"未有收罗。提示在唐以前，"膏肓俞"的发现和临床应用，还处于比较隐秘的"奇方异治"状态。"膏肓俞"尚属经外"奇穴"之范畴。王焘《外台秘要》有"灸膏肓俞"于医籍中，其在经穴理论及与膏肓俞在治疗中的应用和对待几与《备急千金要方》同，亦未将"膏肓俞"作为正经经穴对待。王焘之书晚于孙氏数十年，其主要的学术思想受到孙氏的极大影响，亦较多地收集了唐以前诸多中医名家的临床经验和技术方法。至宋《太平圣惠方》将膏肓俞纳入背部正中旁开第二侧线内。自庄绰专论后，其临床应用更引起重视。王执中《针灸资生经》等著名针灸专书，将"膏肓俞"穴列入十二正经，足太阳膀胱经背部腧穴中。

王执中有关膏肓俞的主治病症、取穴方法、灸治方法，也径直引述于《备急千金要方》《外台秘要》原文。就连原《备急千金要方》此段文字后的"论一首"亦照录不误。稍异处，一是将《备急千金要方》文"发狂忘误"改成"发狂健忘"；二是将"灸六百壮，多至千壮"改为"一处至百壮，多至五百"，似更贴近于临床。王执中在其后补充了自己的临床应用体会，云：

"灸膏肓俞功效，诸经例能言之，而取穴则未也。《千金》等方之外，庄绰论之最详，然烦而无统，不能定于一。余尝以意取之，令患者两手交在两膊上（灸时亦然），胛骨遂开，其穴立见。以手指摸索第四椎下两旁各三寸、四肋三间之中间按之，酸痛是穴。灸至千百壮，少亦七七壮。当依《千金》立点立灸，坐点坐灸，卧点卧灸（若只合爪在两膝头中点穴，亦得）。"

以上文献提示，唐至宋四五百年间，以灸膏肓俞治疗虚劳病之"穴法"的发现，经历了一个漫长的过程。这一过程，提示了针灸临床思维的革新与转变。临床不能满足于某穴通治诸病的一般方法，而追求标的更加明确的专病专方，"灸膏肓穴法"便是其一。《灸膏肓腧穴法》作者庄绰说，他得陈了翁灸疗两次：第一次从丁亥日至癸巳日六天，积灸三百壮，灸之次日，即胸中气平，肿胀俱损，利止而食进。第二次，又灸百壮，自是疾证浸减，以至康宁。还说："时亲历间见此殊功，灸者数人，宿疴皆除。"

宋元后，号称以某"穴法"疗某病，并广为传播的穴法技术还有：

崔氏取四花穴法：专治男妇五劳七伤，气虚血弱，骨蒸潮热，咳嗽痰喘，尪羸痼疾。

骑竹马灸穴法：专治痈疽恶疮，发背、疖毒、瘰疬诸风一切病症。

灸痨穴法：专治久痨，其状手足热，盗汗，精神困顿，骨节疼寒，初发咳嗽，渐吐脓血，饥瘦面黄，减食少力。

灸小肠疝气穴法；灸肠风下血法；取灸心气法；取灸痔漏法等。（以上见《针灸大成》）

元·王国瑞《扁鹊神应针灸玉龙经》出，王国瑞在总结窦默和其父王开泽、及自身经验基础上，"穴法"的概念被赋予新的含义并形成了新的学术思想，这就是强调"病—穴—术"的针对性，从而形成了注重临床实用的创新型学术流派。

第三节　针灸穴法流派的形成过程及其主要贡献

通常地说，针灸治疗的效果是在一定穴位上施行一定技术方法来实现的。在一般意义上说，针灸治疗所选用的穴位和施行的技术方法都应该是对症的。所谓"穴法"，是针对某病某症，选取某穴、如何配穴，施行某种技术方法，三方面一起加以解决的学术思想（派别），其学术核心是一种临床对症思辨的方法。

在早期的医疗实践活动中，由于当时尚无系统的理论和规则所遵循，很多的经验皆起于偶然。《内经》中少有提及具体的穴位，但在《灵枢·官针》有治疗经筋病的叙述，在选穴方面主张"以痛为腧""以脉引气"，针法上使用分刺、合谷刺、恢刺、关刺、"燔针劫刺"、"以知为数"等，这些治法都是十分重要的经验，亦为当代临床家所习用。虽然在此时穴法的概念没有提出，但由此已可看出某穴某法治疗某病的思考方法已初见其形。综合无数次临床经验积累的结果，针灸疗法的理论和规则慢慢形成，并进而建立起自己独特的体系，因此也可以说早期的穴法技术是经验性的。由于穴法的经验显著有效，使得接受这些技术方法的人们形成了自己的流派。如孙思邈对膏肓穴的应用经验（约581~682年），通过庄绰的实践和传播（约1128年），再到王国瑞公开标榜"针灸穴法"的《扁鹊神应针灸玉龙经》问世（约13世纪末到14世纪初），数百年间，深刻地反映出了穴法流派形成和发展的全过程。明代以汪机为首的著名医家对"针灸穴法"的评价和后世对针灸穴法的追捧，充分反映出针灸穴法及其流派在针灸学术史上的重要地位。

　　针灸穴法流派是专注于临床实用技术的学派。相对于强调辨证施治的经典学派而言，穴法流派强调对症治疗，崇尚简约、注重实效。医生在处理疾病时，得穴即已得法，唱吟即已得技，按穴施术，必得效验，其学术特点真正体现了针灸治疗简、便、验、廉的特点。在针灸学术技术发展史上，穴法流派与经典学派相辅相成，并行而不悖。或者说，穴法流派更具有经验的原创性。《针灸大成·头不多灸策》说："不得其要，虽取穴之多，亦无以济人；苟得其要，则虽会通之简，亦足以成功。"从历史上众多的针灸名家看来，针刺治疗并不赞成针扎得越多越好，而是主张少而精。明人李梴著《医学入门》中谈针灸临床取穴说："针刺以百病一针为率，多则四针，满身针者可恶"。

　　穴法流派对后世针灸学的发展起了极大推动作用。穴法流派把针灸疗法的深奥理论简约为治病的"穴法"，把临床经验之配穴处方、技法手法以歌赋形式来总结和传承，简捷而实用，且疗效十分显著。其主要贡献有：

　　1. 对针灸临床的推动作用　　晋唐以后，从宋至金元，针灸穴法流派、讲究复式针刺补泻的手法派及讲究气血流注时刻的子午流注针法派等几个主要的针灸学流派都有专论问世，并受到临床极大的追捧。但穴法派却因其取穴方法简单易学，针刺手法简捷实用，大大免除了手法派和子午流注针法派手法和配穴的繁杂，且疗效显著，而影响最大。《玉龙歌》在世上流传以后，被誉为针灸秘诀，广为流传。自《玉龙歌》问世后，历代许多针灸专著几乎都有收载。明代《针灸聚英》收载"玉龙歌"。高武还将《玉龙歌》改为《玉龙赋》，说是总辑《玉龙歌》的要旨，结果删掉了宝贵有用的透针法。杨继洲著《针灸大成》，不仅全文选辑了《玉龙歌》，作了注解，还编辑《胜玉歌》，说是疗效胜过玉龙，是杨家的秘传经验，足见穴法流派在当时的影响之大。另一方面，穴法流派"对穴"的应用实际上开创了针灸临床配穴的先河。其对穴的推广应用至今受到临床的极大重视，并有新的发现。透针刺法至今为针灸医生常用。而平补平泻的补泻观对针灸学的影响也深远至今，为绝大多数临床医生所认同。

　　2. 推动了腧穴学的发展　　穴法流派推广使用简便取穴法及肘膝以下的穴位、经外奇穴，促进了针灸临床腧穴的发展。孙思邈倡导并使用"阿是穴"和几种"指寸法"简便取穴法，大大方便了针灸医生临床取穴。针灸穴法流派传承了孙氏的经验，大量使用"阿是""不定穴"和同身寸取穴法，还发现大量具专门治疗作用的奇穴。这恐与简便取穴法本身存在的差异有关。"奇穴"的大量积累，促进了腧穴学的发展。据《针灸甲乙经》记载，收载经穴349个，并无奇穴。在晋唐时代，针灸腧穴的临床应用与发现也达到了较高的水平。孙思邈《备急千金要方》和《千金翼方》提出"阿是穴"和"指寸法"简便取穴法，发现120多个"奇穴"的应用。穴法派的传承与推广则大大促进了奇穴的发展。对某些疾病的特殊取穴方法，反映了当时"穴法派"在取穴技术方法上的特点，也正是穴法流派的神秘之处。

3. 将经验之谈编辑为歌赋的形式，口授相传，便于记诵，代有传承　穴法派因其师承的特点，将经验之谈编纂为歌赋的形式，内容十分丰富。如前述"玉龙歌""百穴法歌""席弘赋""拦江赋"以外，还有如"杂病穴法歌""马丹阳天星十一穴歌"等。这些歌赋不仅治疗理念弥足珍贵，其针灸教育的传授方式也对针灸学的传播发展做出了重大贡献。甚至可以说，所有针灸学歌赋的内容和形式均受到穴法流派的极大影响，并将其经验保留至今。

第四节　穴法的选穴、配穴要义

"选穴务必对症，配穴事半功倍"，此为针灸穴法的选穴、配穴要义。

从宋代起，传承临床选穴配穴经验受到重视。其间，从《马丹阳天星十一穴歌》、窦默的"八脉交会八穴歌"、凌云的《拦江赋》，到更为简捷实用的"四总穴"，这些都是临床卓有成效的配穴方法，而且简捷实用。元《玉龙歌》介绍120个穴位的主治病症，最强调穴法对症，如"腹中气块痛难当，穴法须向内关防，八法有名阴维穴，腹中之疾永安康""时行疟疾最难禁，穴法由来已审明，若把后溪穴寻得，多加艾火即时轻""七般疝气取大敦，穴法由来指侧间，诸经具载三毛处，不遇师传隔万山"。《席弘赋》："凡欲行针须审穴，要明补泻应随诀，胸背左右不相同，呼吸阴阳男女别。"提出临床针刺治疗须重视审穴、人体气血阴阳流注规律、针刺技术手法三个问题。其"审穴"是第一重要的。何谓审穴？即对症选穴配穴方面的问题。如"气刺两乳求太渊，未应之时泻列缺"是说两乳气刺般疼痛的病症应该选择太渊穴进行治疗，但若效果不佳时可以加刺列缺穴来提高治疗的效果；又如"气海专能治五淋，更针三里随呼吸""肚疼须是公孙妙，内关相应必然瘳"等。依王毅刚老师拜师学习针灸时老师的教诲及几十年临床应用之体会：若单穴处理某病效果良好，用单穴可矣；若单穴效果不尽如人意，则上、下、左、右选择本书所介绍的歌赋配穴用之，必定效果显著。

一、流注八穴（法）：临床分部取穴的纲纪

八法流注配穴法又称"流注八穴"，是窦氏针灸临床最为重视，也最为实用的临床分部配穴理论与方法。窦氏《标幽赋》中用"八脉始终连八会，本是纲纪"来强调八穴的重要意义。其后《医经小学》将"八脉交会八穴"编成歌诀流传至今，云：

公孙冲脉胃心胸，内关阴维下总同；临泣胆经连带脉，阳维目锐外关逢；后溪督脉内眦颈，申脉阳跷络亦通；列缺任脉行肺系，阴跷照海膈喉咙。

八脉交会八穴受到极大的推崇并非偶然。窦氏《针经指南》"流注八穴序"云："交经八穴，针道之要也……乃少室隐者之所传也，近代往往用之弥验。予少时从尝得其本于山人宋子华，以此术行于河淮间四十一年。起危笃患，随手应者，岂胜数哉！"正是通过临床的大量验证，更云："予复试此，此一一精捷，疾莫不瘳，苟珍视之。"

按照奇经八脉循行分布与十二经脉经气交会的理论，人体头、项、颈、咽喉、胸、心、胃等肢体与脏腑各部，与八脉交会八穴的上下相互联系和影响，组成四个穴对的组合，亦是四对对症治疗的主穴。正如歌诀所示主治的病症如下：

内关——公孙：主治心、胸、胃所涉及的病症。

外关——临泣：主治头项及眼外侧角相关部位的病症。

申脉——后溪：主治督脉系头项、颈部及眼内侧角部位的病症。

照海——列缺：主治任脉系咽喉部位涉及的病症。

凡是以上主穴配对主治的病症，但用其中一穴，便可以取得疗效。病情较重，或病久则可上下相配。鉴于临床病症的复杂性，窦氏还进一步列出各穴的具体治症：

公孙主治二十七症： 九种心痛、痰膈涎闷、脐腹痛并胀、胁肋疼痛、产后血迷、胎衣不下、泄泻不止、疟气疼痛、里急后重、伤寒结胸、水膈酒痰、中满不快、反胃呕吐、腹胁胀满痛、肠风下血、大人小儿脱肛不收、气膈、食膈不下、食积疼痛、痞气并小儿食疟、小枕痛、酒痞、腹鸣、血刺痛、小儿脾泻、泻腹痛、胸中刺痛、疟疾心痛；

内关主治二十五证： 中满不快、伤寒不解、心胸痞满、呕吐不定、胸满痰膈腹痛、泄泻滑肠、酒痰膈痛、米谷不化、横竖疝气、小儿脱肛、九种心痛、胁肋痛、妇人血刺痛、肠鸣、积块痛、男子酒痞、水膈并心下痞痛、气膈食不下、腹

肋胀痛、肠风下血、伤寒结胸、里急后重、食膈不下食、疟疾寒热；

临泣主治二十五证：足跗肿痛、手足麻、手指战掉、赤眼并冷泪、咽喉肿痛、手足挛急、胁肋痛、牙齿痛、手足发热、解利伤寒、腿胯痛、脚膝肿痛、四肢不收、头风肿、头项肿、浮风瘙痒、身体肿、身体麻、头目眩晕、筋挛骨痛、颊腮痛、雷头风、眼目肿痛、中风手足不举、耳聋；

外关主治二十七证：肢节肿痛、臂膊冷痛、鼻衄、手足发热、手指节痛不能伸、眉棱中痛、手足疼痛、产后恶风、伤寒自汗、头风、四肢不遂、筋骨疼痛、迎风泪出、赤目疼痛、腰背肿痛、手足麻痛并无力、眼肿、头风掉眩痛、伤寒表热、破伤风、手臂痛、头项痛、盗汗、目翳或隐涩、产后身肿、腰胯痛、雷头风；

后溪主治二十四证：手足挛急、手足颤掉、头风痛、伤寒不解、盗汗不止、中风不语、牙齿痛、癫痫吐沫、腰背强痛、筋骨痛、咽喉闭塞、腮颊肿痛、伤寒项强或痛、膝胫肿痛、手足麻、眼赤肿、伤寒头痛、表汗不出、冲风泪下、破伤风搐、产后汗出恶风、喉痹、脚膝腿痛、手麻痹；

申脉主治二十五证：腰背强痛、手足不遂、身体肿满、肢节烦痛、伤寒头痛、头面自汗、癫痫、伤风自汗、眉棱痛、手臂痛、产后自汗、破伤风、腿膝肿痛、手足麻、洗头风、产后恶风、目赤肿痛、头风痒痛、雷头风、臂冷、鼻衄、肢节肿疼、耳聋、吹奶、手足挛；

列缺主治三十一证：寒痛泄泻、妇人血积或败血、咽喉肿痛、死胎不出及胎衣不下、牙齿肿痛、小肠气撮痛、胁癖痛、吐唾脓血、咳嗽寒痰、疝气、食噎不下、脐腹撮痛、心腹痛、肠鸣下痢、痔痒痛漏血、腹痛泻痢、产后腰痛、产后发狂、产后不语、米谷不化、男子酒癖、乳痈肿痛、妇人血块、温疟不瘥、吐逆不止、小便下血、小便不通、大便闭塞、大便脓血、胸膈痛痞、诸积聚脓痰膈；

照海主治二十九证：喉咙闭塞、小腹冷痛、小便淋涩并不通、妇人血晕、膀胱气痛、胎衣不下、脐腹痛、小腹胀满、肠癖下血、饮食不纳反胃吐食、男子癖并酒积、肠鸣下痢腹痛、中满不快、食不化、妇人血积、儿枕痛、难产、泄泻、呕吐、酒疾、疝气、气块、酒痹、气膈、大便不通、食劳黄、肠风痒、癖痛、足热厥。

窦氏对八脉交会穴具体运用有两点经验指导注意。一是根据八穴所主治的病症直接取穴治疗：如符合上述八穴各所主治的数十个病症，直接取穴治疗；二是治疗效果不佳时可加用交会穴治疗：如列缺主治三十一症，单穴治疗效果不佳,必求其相交会穴照海。如此上、下配穴治疗。

窦氏这一上下配穴治疗的经验和方法,使得针灸临床配穴有了可以遵循的规范。而且医生可以从众多可能有效的治疗穴位中,选出最佳的配穴方案,从而达到执简驭繁的功效。这对宋明时期针灸临床影响极大。如宋时《天星十一穴歌诀》《马丹阳天星十二穴歌》和后来的凌氏《拦江赋》等(见附2),都是将手足上、下、左、右同名经上四个经验穴相配名为"担截配穴法"(见附1)。

受此辨病施治方法的影响,其后更有将八脉交会八穴和马丹阳十一经验穴提炼为"四总穴歌":**肚腹三里留,腰背委中求,头项寻列缺,面口合谷收。** 其临床应用:

足三里穴: 可以治疗腹部胃肠方面的病症,如各种胃炎、胃溃疡、肠道的病症如腹泻、痢疾、各种原因引起的消化不良、肚腹胀满以及腹痛等。

委中穴: 可以治疗腰背疼痛方面的病症,如急慢性的腰背痛、腰肌劳损等,现代所称的腰椎间盘突出症、腰椎退行性变等。

列缺穴: 可以治疗头颈及项部的病症,如落枕、颈项肌肉痉挛不适等,现代医学所称的颈椎病、颈椎退行性变等。

合谷穴: 可以治疗头面部的病症,如各种风寒感冒、头痛、面瘫、面痛、牙齿痛等,现代医学所称如三叉神经痛、颞下颌关节炎等。

四总穴各适应证的主要的配穴应用时,可根据临床兼夹病症加上如局部的阿是穴、分经辨证所选取的经验穴等相配,有增效的功效。

在针刺技术方法上,这四个穴均在四肢部位。针刺时应有较强的针感,并能使其针感向病患部位感传最佳。四总穴不仅治疗效果确实卓著,其四总穴歌的流传,对针灸疗法的推广和普及具有重大贡献。

二、"穴对"的针对性与临床应用

"穴法相应三十七穴"是紧接"一百二十六玉龙歌"后之"穴法歌"的内容。歌中说:"穴法深浅在指中,治病须臾显妙功,劝君要治诸般疾,何不当初记玉龙",足见王国瑞对三十七穴对应用的极大重视。实际上,仔细阅读一百二十穴玉龙歌,可以发现三十七穴对是从玉龙歌中选出的三十七对穴位的搭配,是在临床上常用而且卓有成效的固定搭配,直接且非常实用。金元后诸多针灸著作有所转载甚或加以发挥,凌云氏便增加至四十五对穴组。

兹将三十七穴对临床配合应用,主治归纳如下:

承浆（任脉）—风府（督脉）：治疗头项强痛、牙痛、落枕。承浆位于颏唇沟正中，近能治疗下牙痛，远可治疗落枕，头项强痛。现代研究承浆穴有良好的镇痛作用，可提高痛阈。风府位于头项部，治头项强痛为其所长，且为祛风之要穴。前后任督二脉两穴上下位置相当，作用一主止痛，一主祛风，头项强痛，落枕等症。诚如《玉龙歌》言："头项强痛难回顾，牙疼并作一般看，先向承浆明补泻，后针风府即时安。"

风池（胆经）—合谷（大肠经）：治疗偏正头痛、头项强痛、落枕、感冒。两穴都有祛风止痛的作用，都能治疗头痛、项强、恶寒发热。现代研究认为合谷穴有良好的镇痛作用。《玉龙歌》谓："偏正头风痛难移，有无痰饮细推观，若然痰饮风池刺。"《针灸大成》也载偏正头风用风池、合谷、丝竹空。有人临床研究用香烟灸双侧风池 3 分钟，再指压合谷穴，5 分钟后重复一次治疗落枕。

迎香（大肠经）—上星（督脉）：主要是治疗鼻部疾病，鼻渊、鼻衄、鼻塞等。迎香在鼻翼旁，治鼻疾为其所主，而上星穴为治鼻和鼻窦诸病的主要穴位，尤其擅长治鼻衄、鼻窦炎。两个穴合用，疗效更为显著。就临床而言，如果能加刺合谷穴，则效果更佳。

翳风（三焦经）—合谷（大肠经）：治耳鸣、耳聋、口眼㖞斜、偏正头痛。两穴都能治疗以上病症，两穴相配更显效能。现代临床研究认为，翳风穴能恢复大脑皮质神经过程的平衡。实验研究还证明翳风与心血管活动有关，这似乎与西医用扩张血管药治疗耳鸣耳聋有关。

听会（胆经）—合谷（大肠经）：治耳鸣、耳聋、口眼㖞斜。其实可以和上面参照来看。我们认为可以合用，或交叉使用。这两组穴位虽然都可以治耳鸣耳聋，但如与肾有关，都应配合治肾或补肾的穴位。

哑门（督脉）—人中（督脉）：治癫狂、痫证、癔病。两穴虽属同名经穴，但位置却可前后呼应，意在增强疗效。哑门具有开喑通窍，清心宁神之功，为孙思邈"回阳九针穴"之一，主要用于治疗神经、精神疾患。人中有醒脑开窍的显著功效，自古为临床急救要穴，广泛用于各种急症，尤以神志昏迷见长。有多例用人中治疗癔病的临床报道。现代研究针刺人中穴对呼吸功能具有特异性的调整作用，可使呼吸暂停的恢复呼吸，对各种原因引起的休克具有明显的抗休克作用。还可以通过增加脑血流量，改善脑循环，增加血氧和葡萄糖的供给，从而对脑组织具有一定的保护作用。

攒竹（膀胱经）—合谷（大肠经）：可用于头痛、眉棱骨痛、目疾、面瘫等。

应该说凡攒竹所主的病症都可应用。合谷穴善于祛风散邪,配合攒竹,充分体现了"面口合谷收"的治疗意义。攒竹为治疗前额头痛的要穴。现代研究针刺攒竹对眼部手术及内脏手术,均有良好针麻效应。而合谷穴也是头颈部外科手术针刺麻醉的主要穴位。两者合用对眼部手术可以达到很好的针麻效果。

睛明(膀胱经)—合谷(大肠经): 主要用于眼部病症,如迎风流泪、目赤肿痛、眼睛羞光、眼睛干涩、弱视、近视、眼肌瘫痪、斜视、虹视等。《席弘赋》谓:"睛明治眼未效时,合谷光明安可缺。"临床上可以配合光明。

人中(督脉)—委中(膀胱经): 主要治疗各种急慢性腰痛及扭伤,也可用于中风。《玉龙歌》云:"脊膂强痛泻人中,挫闪腰疼亦可针,委中也是腰疼穴,任君取用两相通。"委中亦是治腰痛之要穴,两穴相配相得益彰。委中也治疗中风,具有息风镇痉之效,配合人中效更明显。

肾俞(膀胱经)—委中(膀胱经): 两个为足太阳膀胱经穴,肾俞为肾脏在背之背俞,用于治疗肾病阴阳之气的虚衰;委中为下合穴。两穴配合,治疗腰痛、肾绞痛、泌尿系病症。《玉龙歌》云:"肾虚腰痛最难当,起坐艰难步失常,肾俞穴中针一下,多加艾火灸无妨。"再如上句"委中也是腰疼穴",两相配合,疗效更佳。现代临床报道,肾俞治疗泌尿系病症为其所长,肾俞配合委中治疗肾绞痛有满意的效果;而委中治疗这方面疾病如癃闭、遗溺、膨胀等报道也不少。现代研究针刺肾俞穴对肾脏功能有调整作用,针刺肾炎患者的肾俞、气海俞,可使患者泌尿功能明显增强,酚红排除量也较前增多,尿蛋白减少,高血压也下降。针刺肾俞对垂体—肾上腺皮质功能有一定促进作用,对膀胱张力有调整作用,紧张者松弛,扩张者收缩,但较轻微。针刺委中穴,对膀胱压力有一定调整作用,一般可使膀胱内压力有不同程度下降,对松弛性膀胱或尿潴留者可有治疗作用。

髋骨(奇穴)—风市(胆经): 髋骨(见图 2-1)位于膝盖上一寸,当梁丘两旁各 0.5 寸,直针半寸,灸二七壮。功能:祛湿清热,通利关节。主治:腿痛、膝头红肿、寒湿走注、白虎历节风痛、妇人阴中痛、小腹绞痛、腹中寒。《玉龙歌》云:"髋骨能医两腿疼,

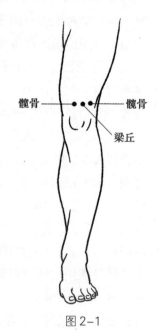

髋骨 —— ●●●● —— 髋骨

—— 梁丘

图 2-1

膝头红肿一般痛,膝关膝眼皆须刺,针灸堪称劫病功。"两穴合用还可治疗中风半身不遂、腿痛、下肢痿痹、麻木、膝痛等。

足三里(胃经)—膏肓(膀胱经):自隋唐始,大炷艾灸足三里和膏肓穴便成为治疗虚劳、哮喘、完谷不化等体虚羸瘦的流行之法。宋·庄绰《灸膏肓穴法》后,针灸此法几乎无书不载。两个穴位都能治疗体虚羸瘦,为强壮穴,能提高免疫力。现代研究针刺足三里对免疫功能有一定影响,可观察到动物白细胞吞噬能力增强,对白细胞吞噬功能有调整作用。针刺膏肓俞也可提高人体细胞免疫功能。足三里与膏肓俞一起为血液病症之常用穴,可增加红细胞数。对治疗哮喘方面,足三里能使肺通气量增加,缓解支气管痉挛。针刺膏肓对哮喘患者有调整支气管作用,使支气管痉挛缓解。膏肓能治疗完谷不化,足三里为胃经穴更能治疗消化道疾病。

肩井(胆经)—足三里(胃经):主要治疗乳腺疾病(如乳痈、乳腺炎等)诸虚百损。《玉龙歌》云:"两胛疼痛气攻胸,肩井二穴最有功,此穴由来真气聚,泻多补少应针中。"肩井被认为是真气汇聚之穴。《资生经》谓足三里疗五劳羸瘦、七伤虚乏、胸中瘀血、乳痈。现代研究针刺肩井穴有提高机体免疫功能的作用。对乳腺增生患者针刺肩井等穴,不仅可使增生的乳腺缩小或消失,而且可增加机体免疫功能。

阳陵泉(胆经)—支沟(三焦经):主治胁肋痛、呕吐、落枕、肩背痛(如肩周炎)、便秘等。《玉龙歌》云:"若是腹痛兼闭结,支沟奇穴保平安",说针刺支沟应采用透刺间使穴法,一针而得两穴。现代临床较多报道支沟治疗便秘和肋间神经痛及胁痛。而胆经经过胁肋,阳陵泉为"诸筋之会",又能解除气滞痉挛,缓解平滑肌痉挛。临床报道阳陵泉治疗肝胆结石、胆绞痛,提示针刺阳陵泉可使胆囊收缩排石,胆总管规律性收缩,而且还有促进胆汁分泌等功能,对奥狄氏括约肌有明显的解痉作用和良好的镇痛作用。提示两穴合用能治疗便秘,对胆结石、胆绞痛效果更佳。

昆仑(膀胱经)—命门(督脉):主要是治疗各种急慢性腰痛。足太阳膀胱经与督脉行于脊柱及其两侧,维护及支撑整个腰脊的功能。昆仑为膀胱经经穴,命门穴是肾阳之气温煦腰脊的力量来源。现代研究针刺昆仑即时镇痛效果显著,命门穴也有较好的镇痛效应。

昆仑(膀胱经)—行间(肝经):主治头痛、项强、眩晕、足跗肿痛等。两者都能治头痛、项强、眩晕。昆仑因膀胱经经过头,而行间为肝经荥穴,是治疗肝经实热病的要穴,故两穴合用主要是治疗肝经实热、肝阳上亢所致的头痛、眩晕,如高血压致头痛。现代研究针刺昆仑穴对原发性高血压,采用泻法,有降压作用。

申脉(膀胱经)—行间(肝经): 主治癫痫、失眠、头痛、眩晕。申脉多用于癫痫,行间也能治之。癫痫为病主要和肝、痰有关。行间能疏肝理气,使肝之疏泄正常,脾之运化也能正常,脾健则痰无所生。治疗失眠也是两穴的重点,尤其是因肝引起的失眠。有临床报道用申脉治疗失眠效果较好,更何况配合疏肝理气的行间。治头痛、眩晕理同昆仑配行间。

申脉(膀胱经)—合谷(大肠经): 主治与申脉配行间相似。应注意的是配行间适合诸症由肝所致,配合谷对感冒等所致更恰当。申脉是八脉交会穴,通过足太阳膀胱经与阳跷脉相通,从而扩展了治疗范围,如治疗一些疾病,如目赤痛等。有人报道治眶上神经痛,用缪刺法,取得满意效果。

太冲(肝经)—昆仑(膀胱经): 头痛、眩晕、目赤肿痛、高血压等。两者都可治疗头痛、眩晕,以肝阳上亢所致为宜,一方面太冲能平抑肝阳,另一方面两者都能降血压。现代研究太冲有较好的降压作用,前面已述昆仑也有降压作用。

髋骨(奇穴)—曲池(大肠经): 主治腹痛、膝痛。曲池是大肠经的合穴,可治腑病,能治疗腹痛吐泻。有临床报道单用曲池治疗急性腰扭伤、腹痛、膝痛等效果满意。两穴相配则效更佳。

肩井(胆经)—支沟(三焦经): 两穴相配主要用于治疗肩背痛。两穴所在的经脉均分部于两肩胛区,其在疗效上有叠加的作用。

尺泽(肺经)—曲池(大肠经): 两穴为表里经穴,同在肘横纹线上,同在桡侧,距离很近,两者同为合穴。由于这些关系,它们能治肺经及大肠经的很多病症,肘及上肢病症,如热病、咽喉肿痛、手臂肿痛、上肢不遂、手肘无力等。研究证明刺尺泽、曲池等穴,对高血压患者有降压的作用,经针治四周后,收缩压平均下降 23.6mmHg,远期疗效亦较好,说明两者可用于降压。实验观察针刺尺泽对结肠蠕动有调整作用,是否可以说明合治内腑。应该说这两穴合用有较广泛的治疗作用。

肩髃(大肠经)—髋骨(奇穴): 这两个穴相配我们认为是各治其所,协同为用,共同治疗半身不遂。治上肢不遂肩髃是重要的穴位,而髋骨在治疗下肢不遂起到很重要的作用。两穴合用,上下兼顾,不失偏颇。这种配伍方法很有启迪意义。

间使(心包经)—颈百劳(奇穴):《玉龙歌》记"疟疾脾寒最可怜,有寒有热两相煎，需将间使金针泻，泄热补寒方可全"。说刺间使穴要直透支沟，对平定寒热往来之症效果显著。颈百劳穴为奇穴，《玉龙歌》载"在背第一椎骨尖上。针三分，灸二七壮"，其作用"满身发热病为虚，盗汗淋漓却损躯，穴在百劳椎骨上，金针下着疾根除"。说明当时主要用于治疗疟疾寒热之类。现代疟疾病已少见，但治疗盗汗，解除烦热有显效。

关冲(三焦经)—支沟(三焦经)：为同经穴位，一为井穴，一为经穴。两穴合用主要治疗耳鸣、耳聋、热病等。既为同经穴，就应该治疗三焦经的主要病症，并不拘于耳鸣耳聋。

中渚(三焦经)—人中(督脉)：渚乃水中之小沙洲，其主治多与水液有关，故取名中渚。人中因能治水病故又名水沟。人中能解表宣肺，利水消肿治水肿；祛痰开窍，利湿止痉治癫痫。三焦为决渎之官，水道出焉，治水为中渚所长。两者相配主要治疗水肿，痰湿病症。这也体现了穴对配伍方法的一个特点。

少冲(心经)—上星(督脉)：主治癫狂、痫证、热病、鼻衄等。少冲为心经之井穴，能清心开窍，定惊安神。上星散风清热，宁心通窍。合用，当能治癫狂等症。临床多以上星治疗鼻衄，临床报道亦多。心主血脉，少冲能清泻心火，火清则血止。鼻衄以心火或热所致更为适宜。

后溪(小肠经)—颈百劳(奇穴)：主要用于治盗汗、颈项强痛、落枕。颈百劳擅长治盗汗，后溪也能治盗汗。后溪治疗落枕临床报道较多，疗效也好。颈百劳位于颈项部，治疗颈项强痛、落枕，体现了穴位所在，主治所在。

神门(心经)—后溪(小肠经)：两穴为表里经穴，同为输穴。《通玄指要赋》云："痫发癫狂兮，凭后溪而疗理""神门去心性之呆痴"。两穴组成对穴，对于精神系统方面的疾患有清心安神，定志镇静的作用。

通里(心经)—心俞(膀胱经)：主治心悸怔忡、胸痹心痛、健忘、失眠、心烦、癫痫等，主要是心系病症。通里为心经络穴，除为治语言障碍的要穴外，主要是治疗各种心系疾病。现代研究通里穴对冠心病心绞痛有显著疗效。有报道，通里可使部分癫痫大发作的患者脑电图趋于规则化。心俞为背俞穴，主要用于心系病症，癫痫。现代研究针刺心俞等穴可改善心肌缺血状态，使ST-T改善或恢复正常，R波降低、Q-T间期缩短，且对心率有双向调整作用，对正常心率有明显减慢作用。针刺心俞对心房颤动有效，说明有控制心率的作用。针刺心俞、膻中，可使左室壁振幅和心搏量明显增加，增强心肌收缩力。针刺心俞、石门穴，可使 P-P 间期延长，QRS 波群变窄，Q-T 间期缩短，T 波增高和加宽。以上说明两穴均能治疗心系病症。如健忘、失眠和心有关，也是治疗的范围。

颈百劳（奇穴）—肺俞（膀胱经）：主治咳嗽、气喘、胸满、骨蒸、潮热、盗汗、咯血等肺系疾患及肺阴虚证。颈百劳现在主要用于治支气管炎、支气管哮喘、肺结核等。现代研究针刺或电针肺俞可改善肺功能，增加肺通气量，调整支气管平滑肌作用。两穴合用则治疗肺系病症相得益彰，效力倍增，深感选穴之精妙。

膏肓俞（膀胱经）—足三里（胃经）：《玉龙歌》云："虚羸有穴是膏肓，此穴重来要度量，禁穴不针宜着艾，灸至千壮亦无妨。"这与前第 12 对穴相配使用相同，只是主次不同。以膏肓穴为主穴意在治疗肺虚病症为主，以足三里穴为主穴则在治体虚羸瘦，机体虚衰及消化系虚弱为重。选穴相同，立意有异，寓意确深远，值得玩味。

风门（膀胱经）—列缺（肺经）：主治咳嗽、气喘、头痛、项强、感冒。风门之名意在为风邪出入之门户，主治也以风邪病症为主。列缺为肺经之络穴。肺主一身之表，故两穴配合主要治疗以上所列病症以外感风邪所致更佳。现代研究针刺列缺穴有一定平喘作用，可能与针刺对自主神经功能、血中乙酰胆碱、组织胺和肾上腺素水平的调节有关，从而有利于细支气管痉挛的解除，支气管黏膜血管收缩，水肿减轻，通气功能改善。

照海（肾经）—昆仑（膀胱经）：主治眩晕、小便频数、脚跟痛。《通玄指要赋》云："四肢之懈惰，凭照海以消除""脚腕痛，昆仑解愈"。两穴于足踝处内外相应，疗效显著。

鸠尾（任脉）—神门（心经）：主治心痛、心悸、怔忡、失眠、多梦、健忘、癫痫等。鸠尾位于心之下，有宽胸利膈，宁心定志之功。神门为心经之原穴、输穴，其名意为心神出入之门户，为治心神疾患之要穴。两穴配合主要治疗心系病症，但以心之虚证更为合拍。现代研究针刺神门穴能够明显改善冠心病患者的左心功能，对冠心病心绞痛有显著的治疗作用。针刺神门、内关穴，对纠正心律失常有效，特别是属于激动起源失常者。针刺神门穴对冠心病患者血糖、血脂有显著降低。

中极（任脉）—白环俞（膀胱经）：主治白带、遗精、月经不调。中极为任脉穴位，位于脐下 4 寸，主治泌尿、生殖系及妇科疾患。白环俞位于骶部，主治白带、遗精、月经不调，尤其长于治白带。现代研究针刺中极、归来、血海等穴,可使继发性闭经患者出现激素撤退性出血现象。实验证明中极有促进垂体—性腺功能的作用。对男子性功能障碍亦有一定疗效。

天枢(胃经)—脾俞(膀胱经): 主要用于治疗消化系疾患,如腹胀、腹痛、呕吐、泄泻、痢疾、便秘、水肿等。天枢为大肠募穴,脾俞为背俞穴,两者相配为俞募配穴法,两者都主要是治疗消化系病症,相配则效力叠加。现代研究天枢对肠功能有一定的调整作用。针刺脾俞对胃功能调整作用是非常显著的,比足三里等远端穴明显。

第五节　穴法技术手法的特点

针灸穴法在技术手法上的显著特点是强调针刺"得气"与"得气感传"的操控。得神取气是基于《灵枢·九针十二原》提出,把针刺治疗技术的基本要义和技术核心归纳总结成"粗守形,上守神""粗守关,上守机"的评判标准。实际上"守神"和"守机"是指调整人体功能与精神的同一个问题的两个不同层次。"神"是对人生命体总体的功能和总体的精神而言,而"机"是对人生命体具体的某经络腧穴对针刺的具体反应而言。故紧接"守机"后有"机之动,不离其空,空中之机,清静而微"的具体的形容和描述。因此,所谓"守神"和"守机",即为现在临床通常所说"得神取气"之意。这是针刺疗法第一要务。

源于针灸治疗对人生命体"神机"的把握,王国瑞在营运生命体神机方面还以奇经八脉交会八穴结合十二经脉五输穴六十六穴治证(实际上共九十四穴,所谓"通支别"也),按时取穴为基础,推算八脉八穴相配对进行治疗的"飞腾八法"的技术。八脉交会八穴的配穴理论,已经超越了一般意义上的循经配穴,更为注重奇经对神机和气血流注的影响。本文对"灵龟八法"等按时取穴的选穴配穴方法不予赘述。

一、针刺"得气"的技术

窦默的《标幽赋》是一部有关针灸临床启蒙的歌赋,同时又是一部学术提升的纲领性文献。从针灸临床方法技术方面启蒙到针灸经络基本理论的若干学术概念等,均有诸多涉及。其中对针刺得气理论和实践的体会和重视,是《内经》以后针灸文献中最为深刻和考究的。《标幽赋》中说"凡刺者,本神朝而后入，神不朝而勿刺，神已定而可施"；"且夫先令针耀，而虑针损，次藏口内，而欲针温。目无外视，手如握虎，心无内慕，如待贵人。左手重而多按，欲令气散，右手轻而速入，不痛之因。空心恐怯，直立侧而多晕，背目沉掐，坐卧平而没昏"；"先详多少之宜，次察应至之气。轻滑慢而未来，沉涩紧而已至。气之至也，若鱼吞钩饵之沉浮，气未至也，似闲处幽堂之深邃"；又如"原夫补泻之法，非呼吸而在手指"等。

这些教诲实际上不仅是教给初学者针刺临床基本的行为模式，强调了医患双方的协同与配合的重要，还强调医者学会体认病者针刺腧穴下蕴含的各种微妙的变化。作为会相互感应的人，通过医生技术行为之"机"，能调动和感染患者整体的"神"与针下之"机"，从而达到最佳的治疗效果。

对照《灵枢·九针十二原》："持针之道，坚者为宝，正指直刺，无针左右，神在秋毫，属意病者，审视血脉，刺之勿殆。方刺之时，必在悬阳，及与两卫，神属勿去，知病存亡。睹其色，察其目，知其散复。一其形，听其动静，知其邪正。右主推之，左持而御之，气至而去之。"说明窦默针灸"得神取气"的学术思想亦是对于《灵枢》的传承和发展。

《灵枢·九针十二原》形容针下"得气"时说，针刺下引起的气的感应是非常微妙的。"机之动不离其空，空中之机，清静而微，其来不可逢，其往不可追。"在《素问·宝命全形论》这种微妙的体验和感觉："手动若务，针耀而匀，静观视义，观适之变，是谓冥冥，莫知其形，见其乌乌，见其稷稷，从见其飞，不知其谁。伏如横弩，起如发机。"

针灸临床的实践表明，如果没有针刺时专业的注意力和敏锐的洞察力，没有高超的手法技术，要达到古人的这种认知境界是不可能的。《标幽赋》对针下的感应有了进一步的描述："轻滑慢而未来，沉涩紧而已至。气之至也，若鱼吞钩饵之沉浮，气未至也，似闲处幽堂之深邃。"说针刺得气时，医生手下会有一种沉重、滞涩、紧张的感觉，这种感觉，犹如是钓鱼时，鱼儿吞钩饵时的手下感那样或起或伏的起伏感；相反，针刺未得气时，针下则感觉空洞虚无，没有反应。这种对针刺下细致入微的体认，在王国瑞注解《标幽赋》时，更进一步补充："气至穴下，若鱼吞钩，若蚁奔走，或浮或沉也。"这样，对针下得气感的体认，便从《内经》时如"鸟飞"、如"稷稷"之繁等较模糊的感知，发展到如"鱼吞钩"、如"蚁行"及沉重、紧涩等精细的感知。穴法技术的精到与考究促进了针刺技术的发展，乃至于对针感传导的控制技术等。（针刺得气术之操控见第四章）

二、"通关过节"的技术

目前学者多专注于"补泻"技法的研究。由于补泻的具体标准具有多层面的特点,如相对于病证虚实的性质、相对于对脉象虚实的评判、相对于针感的有无或虚实状态、相对于对经脉来去的迎随等。因此针刺补泻的技术操作向来未有明确的标准,甚而对补泻持否定意见者人有人在。

针刺技术对感传的控制被称为"通关过节"或"飞经走气"。过去一般划定为手法派的范畴。实质上,从学术渊源和学派传承方面看,应属穴法派之"技法"的范畴。

手法属技法,控制针刺感传技术集其大成者当属徐凤,《针灸大全》之"金针赋"是控制针刺感传的杰作。在学术上应追溯至窦默针刺技法对得神取气的思想。徐凤本人与窦默也有过交际,他所编撰的《针灸大全》无论从主要内容,还是其学术思想展现的方式,都反映出本书与窦默、席弘氏、王国瑞学术上的联系。《针灸大全》共 6 卷。其主要内容:卷一为针灸歌赋,如《长桑君天星秘诀歌》《马丹阳天星十二穴并治杂病歌》《四总穴歌》《流注指微赋》《通玄指要赋》《席弘赋》等;卷二则全文转载了窦默的《标幽赋》并进行了详细的注释;卷三是腧穴的定位;卷四则是《八脉交会八穴》歌赋及其相关的"灵龟八法""飞腾八法"等内容;卷五为"金针赋"技法和"子午流注"相关内容;卷六则如灸法,其中穴法派最早发迹之"灸膏肓穴法"和"骑竹马灸穴法"亦包含在内。(针刺"飞经走气(通关过节)"技法见第四章)

附 1:担截配穴法

宋以前的针灸书,较少论及针灸治疗的临床配穴技术。宋元以后,从窦默"八脉交会八穴"开始,一些针灸临床医家们开始重视临床上腧穴的配合使用问题。"担截配穴"是其最著名的一种。除《马丹阳天星十二穴歌》明确提到担截配穴外,尚有凌氏《拦江赋》是介绍担截配穴法的。

临床应用:"担",有挑担和担当之义,指治病的主穴。应用时根据病症轻重,取单侧或双侧同一主穴来治疗;截,有拦截之义,配合主穴,以加强治疗的效果。以八脉交会八穴的经验为例:如治疗心胸胃的疾病,取内关穴配公孙穴为担截配穴。取内关,可取单侧内关穴,也可取双侧内关穴。取双侧内关穴则为担,有如古人挑担时,左右两肩互换承担重任。为加强效果,可取"截法",配公孙穴来加以拦截为担截配穴。公孙穴可取单穴或双穴,全在医师权衡,有的依照自己的经验,喜欢用下肢的临泣穴为主穴来治疗,同时用左右两穴也称为担法,如《拦江赋》里有"眼目之症诸疾苦,更须临泣用针担",而伤寒四日后,则又说"再用内关施截法,七日期门妙用针"。因此,担截配穴法可以使临床取穴治疗时达到"少而精"的功效。明代李梴《医学入门》在谈到针灸治疗时就很推崇《拦江赋》的担截法,批评当时取穴太多的现象,说杂病穴法,"因各经之病,而取各经之穴者,最为要诀。百病一针为率,多则四针,满身针者可恶"。

附2:《拦江赋》

担截之中法数何,有担有截起沉疴。我今吟此《拦江赋》,何用三车五辐歌。先将八法为定例,流注之中分次第。胸中之病内关担,膝下公孙用法拦。头部还须寻列缺,痰逆壅塞及咽干,噤口喉风针照海,三棱出血刻时安。眼目之症诸疾苦,更须临泣用针担。后溪专治督脉病,癫狂此穴治还轻。申脉能除寒与热,头风偏正及心惊。耳鸣鼻衄胸中满,好把金针此穴寻,但遇痒麻虚即补,如遇疼痛泻而迎。更有伤寒真妙诀,三阴需要刺阳经。无汗更将合谷补,复溜穴泻好施针。倘若汗多流不绝,合谷收补效如神。四日太阴宜细辨,公孙照海一同行。再用内关施截法,七日期门妙用针。但治伤寒皆用泻,要知素问坦然明。流注之中分造化,常将木火土金平。水数亏兮宜补肺,水之泛滥土能平。春夏井荥宜刺浅,秋冬经合更宜深。天地四时同此数,三才常用记心胸,天地人部次第入,仍调各部一般匀。夫弱妇强亦有克,妇弱夫强亦有刑,皆在本经担与截,泻南补北亦须明。经络明时知造化,不得师传枉费心,不遇至人应莫度,天宝岂可付非人。按定气血病人呼,重搓数十把针扶,战提摇起向上使,气自流行病自无。

参考书目

1. 窦桂芳 . 针灸四书 [M]. 北京:人民卫生出版社,1983.

2. 张印生,韩学杰 . 孙思邈医学全书 [M]. 北京:中国中医药出版社,2009.

3. 王耀帅,陈仁寿 . 针灸三书 [M]. 北京:中国中医药出版社,2010.

4. 张缙 . 针灸大成校释 [M]. 北京:人民卫生出版社,2012.

5. 汪石山 . 针灸问对 [M]. 南京:江苏科技出版社,1985.

6. 李梴 . 医学入门 [M]. 太原：山西科学技术出版社，2013.

7. 高希言 . 各家针灸学说 [M]. 北京：中国中医药出版社，2012.

8. 葛洪 . 肘后备急方 [M]. 北京：人民卫生出版社，1963.

9. 高武 . 针灸聚英 [M]. 上海：上海科学技术出版社，1961.

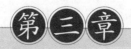

第三章
调动神机的针刺"动留针术"

第一节　针刺"动留针术"是对神机的调动

"动留针术"是相对于古代针刺"静以久留，停针候气"的静留针而言，系指在留针期间，以一定的技术方法，让躯体肌肉骨骼关节"动"起来，或内脏组织器官升降出入之气"运"起来，促使肢体经脉血气之阻滞流通，或胸腹腔内脏腑升降出入功能之"气机"通畅复原，达到治愈疾病的技术方法。"动留针术"的临床应用最先发表于1992年《南京中医学院学报》第2期。

"动留针术"是针刺治疗时，以自体运动感应来调动神机的一种技术方法。

"动留针术"是在原有针刺得气基础上对神机的再一次调动。比如治疗"梅核气"，大家都喜欢针刺天突穴。在针刺已经得气的基础上，如果令患者意念咽中后壁病处，再慢慢吞咽口中津液，使津液顺梅核气处润滑而下，这就比不做意念、咽津下润的治疗效果来得快，甚至收到立竿见影的效果。再如针刺天柱穴治疗胸胁部"岔气"症，针刺天柱穴得气后，引导患者做一些胸胁或腰部的屈伸扭转活动，或做一些下意识的"咳嗽"或深呼吸运动等，就可以更好地促使胸胁部气机的流畅，很快便能突破因岔气而活动受限的范围，疼痛也随之消去，收到即刻的效果。"动留针术"治疗岔气的技术方法，临床见效都很快。20世纪末作为农村适宜技术传授，取得很好的效果。为使传授的方法易于推广，曾自编诀窍云："假咳嗽，深呼吸，动动脊肋疗岔气。前挺后弓弯弯腰，慢慢转侧须努挣，身姿放松不用怕，活动之中病（痛）自轻"。意思是说：治疗胸胁部、腰部的急性岔气扭伤症，针刺天柱穴后留针，让患者做做咳嗽的动作，当然并不是真正的咳嗽，而是咳气，让气机振动岔气的部位；或者做深呼吸的动作，总之要能让脊柱、腰胁动起来；如果是直接做腰胁的屈伸旋转运动也行,需要慢慢地完成动作,且身体关节肌肉都充分放松,运动功能受限的部位,要努力一点点、一点点地争取突破受限的范围并停顿几秒钟;如此反复操作几次,岔气就很快减轻或好转。

"动留针术"的技术关键在于一个感应的"动"。

古代传统的针刺技术手法,实际上也是一种自我"感应促动"的调节技术。针刺治疗强调"得气"与"感传",甚而"气至病所",是调动人体内在经脉气血的"动"。得气时,手下出现"沉紧"的感觉,有类似"鱼吞钩饵"之动感。这是针与筋肉经脉之气相逢的反应。根据得气虚实的情况,在得气的基础上采取"迎而夺之",或"随而济之",或捻转、提插等手法,调动和调整经脉的气血运动;在针刺穴位得气的基础上,通过一定手法操控,使其酸、麻、胀、重等得气传导之某一方向,跨过关节,甚或某些脏腑组织器官的部位,名曰"通关过节"或"飞经走气"。随经脉之气的调整,脏腑病所也可能会出现一些如嗳气,腹中肠鸣等反应,叫"气至病所"。这是通过手法技术使得脏腑经脉之气流动、流通,使得原来偏颇之气达于平衡,得到调整;使得凝涩阻滞之气重归于流畅,达成治疗目的。

"动留针术"则是在针刺得气后,留针时按照一些特定的导引方法,教导患者主动或被动,施行诸如肢体屈伸运动、腹式呼吸或者吞咽之类的方法,促使该患病的脏腑组织器官,或肢体关节病变局部之气感而"动"之,或"运"而动之,借以使气机回复"正常状态"。依据临床针刺气至的理论,这是直接引导病所"气至"的技术。"动留针术"与针刺得气感传的技术在技术方法上相互协作,在治疗效果上相得益彰。

一、"神"与"机"对生命活动的调节

本书第一章讨论了针刺治疗中守"神机"的重要意义。提出神在生命活动中除了指人的精神活动,还表现为对人体生命系统的总体的调节,"神"的功能是藏象系统、经脉系统之上的更高层次,更高水平的调节功能。按照中医学对神机本来的定义,形(精)、气、神是构成人体生命的最基本物质与功能状态。神来源于先天父母之精,构成个体的生命形态与质量,如寿命、智慧、能力等先天遗传与后天获得的综合。"机"的调节功能则是神在具体的脏腑组织器官,五官九窍,皮肤毛发,肢体关节各部,乃至三百六十五气穴等具体的表现。比如针刺守神机,守针下的得气,而在脏腑组织则表现为气机的导引吐纳,在肢体关节则表现为伸屈旋转往复的运动等。

1. 神机在形体功能方面的表现 肢体关节的屈伸、旋转等基本运动,站坐行走,以及千姿百态的姿势与造型,在于神机正常的功能。古代早有人注意到肢体关节突然遭受损伤导致肢体功能活动受限的问题,认为其不仅是经脉气血的灌注与营养流通的问题,其内在有更高层次的调节,即内在神机的作用。《灵枢·九针十二原》说:"节之交三百六十五会,皆神气所游行出入也"。四肢百骸各关节身形,及其四肢百骸各相关的腧穴,不仅需要经脉气血的营养与循行灌注,还需神气的支配和调节[1]。"神气所游行出入",亦即神气对其有支配和调控的功能。有此神气游行,则有站、坐、行、走、卧等姿势和运动状态;有此游行出入,则可有正常的收、屈、伸、展、旋等运动状态。各部位神机则主宰着具体肢体关节或其他组织器官的运动形式和活动范围,能量的大小,平衡协调等。这些由"神机"支配的各部位具体关节或穴位,古代被称为"人神所在"。

2. 神机在脏腑组织器官方面的表现 按照藏象系统的学说,各脏腑组织器官有自己的功能运动模式。如肺司呼吸出入之气;胃为仓廪之官,能受纳与腐熟水谷;小肠为受盛之腑,分清泌浊;大肠为传导之官,能传导糟粕;肝主疏泄,而喜条达;肾藏精,而能作强,膀胱主气化水液等。在生命系统的组织中,各脏腑组织器官的运作不会是孤立的。组织器官内在气机运动,组织器官之间的互相联系,以及相互关系的调节等,必定有一个更高层次系统调节。而协调各系统能正常运作,发挥更好的协同与组织,这也是神机的功能。各脏腑组织器官尽管各自的运动模式有异,但总体说来,可以概括为"升降出入"。升降出入是各脏腑组织器官气机运动总体形式。生命活动与外界环境相互适应,组成了一个复杂的巨系统。巨系统中的任何环节"升降出入"有失常态,小则引发疾病,大则生命终止。故《素问·六微旨大论》说:"出入废则神机化灭,升降息则气立孤危。故非出入则无以生长壮老已,非升降则无以生长化收藏。是以升降出入,无器不有。"因此,各藏象系统之上尚有更高层次的主宰与调节。这已大大超出了所谓"心为君主之官","心藏神"所描述的精神与情绪调节的范畴。这亦是本书强调的神机的功能。

---

1 注:赵京生主编《针灸关键术语考论》考论"三百六十五节"时,引《素问·调经论》"人有精、气、津、液、四肢、九窍、五脏、十六部、三百六十五节""夫十二经脉者,结络三百六十五节",认为这里体现的是完整的身形的意义,可以理解为人体各个部位的具体组织的统称。其与《灵枢·小针解》"节之交,三百六十五会者,络脉之渗灌诸节者也"意思相近。"三百六十五会"有了骨空或腧穴的含义,但句中"神气"一词,惜未深入得解。此神此气,亦开篇守神之神之谓也。

3. **"神"对系统功能调节的作用点,就是"机"**　在中医内科学的范畴,正常功能表现的神机,被称为生理;因病邪而生变的机理,称为病机。在针灸临床治疗方面,针刺引起患者精神及其注意力的反应,针下的细微感觉与传导,患者表情的细微变化,病状的些许改变等都是神机的变化,都应引起医生的高度重视,并采取相应的措施。

4. **人的内在生命活动是"神"与"机"的运动**　占人认为,在自然界里最先称得上"机关"的有两种东西。一是机械制作的"弩",另一个是利用杠杆原理做的"桔槔"。《庄子·天地篇》述子贡教汉阴丈人用桔槔汲水的故事。说:"有机械者,必有机事;有机事者,必有机心"。"动"是引发机心的关键。《吕氏春秋·季春纪·圜道》云:"物动则萌,萌则生,生则长,长则大。"世上器物通过结构的变换和着力方式的转变以达成某种目标。其变换和转化的关键称之为"关",其运作和发生变化的机理称之为"机"。《庄子·至乐》云:"万物皆出于机,皆入于机。"世间万事万物的变化都是其内在"机"的变化引发的。

人体功能的各种内在变化深藏隐秘而不外露,比如针刺时穴位下面"清静而微"的变化,"其来不可逢,其往不可追"的运行状态;又如肢体关节的各种运动等,都是内在"神气"支配和调节产生的。人的生命有神气,才能把各人的精彩与特能显示出来。神机运动和变化的形式,通常可以用阴阳的不同属性来区分。看得见的部分为阳,看不见的部分属阴。《吕氏春秋》对神机运动变化的规律有一些概括性地描述和阐释。如"以阳召阳,以阴召阴"(《审分览·君守》);"阴阳同气相动"(《淮南子·览冥训》);"与阴俱闭,与阳俱开"(《淮南子·原道训》)等。《庄子·天道》分析事物间动与静之间性质上的差别是认为"静与阴同德,动与阳同波"等。这些在今人看来深奥,但又似乎粗浅的解释,却在自然哲学的层面提示了事物变化的一般规则,揭示了那看得见的物质形态与功能发生的变化与看不见的内部运动密切相关联。在人的生命体而言,内在的运动变化就是"神""机"的运动。

5. **神机的调节,在动态和感应中发生**　《素问·六微旨大论》云:"夫物之生,从于化;物之极,由乎变。变化之相薄,成败之所由也……成败倚伏生乎动,动而不已,则变作矣。"《吕氏春秋·季纪·尽数》云:"形不动则精不流,精不流则气郁。"气,从超越阴阳的层面来看说,为万象的根源。这气也名为精,是万物所共具的。高濂《遵生八笺》在谈到导引术的治疗作用时指出:

人身流畅,皆一气之所周通。气流则形和,气塞则形病。故《元道经》曰:元气难积而易散,关节易闭而难开。人身欲得摇动,则谷气易消,血脉疏利。

仙家按摩导引之术，所以行血气，利关节，辟邪外干，使恶气不得入于吾身中耳。《左传》曰："户枢不蠹，流水不腐"。人之形体，亦犹是也。故延年却病以按摩导引为先。人身各种功能活动正常而且流畅，全在于元气循环往复的推动和周流。气机流畅，则肢体关节各部形态能顺应功能的发挥。气机发生阻滞，肢体关节各部则发生形态及功能的病变。所以道家的《元道经》说：元始之气难于积累而容易消散，肢体关节常常因病而闭塞僵硬难于发挥正常的功用。如果人体经常做一些肢体的活动，则有助于食物的消化，浑身经气血脉也流通正常，这就是练习神仙术的人施行的按摩导引，以能够行气血，利关节，避外邪的原因。所以，要想延年却病，按摩导引是一个好的方法。

道家更重视先天之气在人生命中的主宰与调节功能。先天禀赋的一元之气为"元气之首，万物枢机"。说：

夫守一者，可以度世，可以消灾，可以事君，可以不死，可以理家，可以事神明，可以不穷困，可以理病，可以长生，可以久视。元气之首，万物枢机。天不守一失其清，地不守一失其宁，日不守一失其明，月不守一失其精，星不守一失其行，山不守一不免崩，水不守一尘土生，神不守一不生成，人不守一不活生。(《太平经合校》)

"守一"是道家导引行气吐纳养生中的一个重要环节，也是通过"神机"调节的重要方式。"守一"，要求养生家在练气的时候，要专一自己的精神，注意力集中，排除任何杂念，专心致志的练功，将气引至丹田这个元气发生和元气储存的地方。吐纳导引之气，一旦进入丹田，便不能使之耗散，从而使自身元气得到充养。元气充足，便可长生，甚至可产生无穷的创造力，甚至改变自身生命的素质，使之长生久视。

二、"动留针术"的引导作用

金元时朱震亨《格致余论·相火论》云："天主生物，故恒于动，人有此生，亦恒于动。"认为人体生命活动是其永不停息的运动过程。升降出入是气的基本运动形式。人的运动功能状态的终止则意味着生命活动的终结，故《素问·六微旨大论》又云："出入废则神机化灭；升降息则气立孤危。"

1. 动而生阳，可以化解寒凝　按照经典中医理论认为，阴阳有不同的属性和功能。阳主动，阴主静，阴静而阳躁；阳化气，阴成形，阴阳在运动中化生出新的事物或新的形式。在发病方面，寒邪致病则伤人阳气，寒使脏腑、经脉气血凝滞，使人经筋痹痛；在脏腑之间，阳气失于运化，则胃肠失运，而痞满、饱胀、呃逆等。因此,针刺时运动调气,在内有利于脏腑组织器官枢机的运动,在外有利于筋骨皮肉经脉气血的运行。动则生阳,温化寒凝得解而愈病。在上焦,通过呼吸、咳气或吼气,促动"宗气";在中焦促动胃肠之气;在两胁及下焦,促动肝肾膀胱和胞宫之气。

2. 动则柔顺,可以疏利气机 《灵枢·刺节真邪》说:"用针之类,在于调气。"《灵枢·终始》则云:"凡刺之道,气调而止。"都是强调针刺治疗调理气机的重要性。针刺技术力求达到脏腑经络和各组织器官气机的平衡,无论针刺的技巧、手段和方法,尽皆如此,无一例外。"动留针术"通过柔顺的动作或呼吸调息运动,可以重整脏腑经脉气机的正常运作。丁光迪先生解读《诸病源候论》"振腹自极"这种呼吸调息运动,认为是对脏腑组织器官的内在按摩运动。说:"伸腰而振腹自极,是宽展腰腹,使清气充满于体内,达到极度,继而放松,则一吸一呼,一鼓一松,一张一弛,能振奋中阳,流通气机……同时,这种运动,反复弛张,还有按摩内脏的作用,增进自身的活动能力,达到扶正祛邪的效果。"(《诸病源候论养生方导引法研究》)

3. 动而有形,可以活利筋骨 《诸病源候论养生方导引法研究》引《服气精义论·导引论》说:"肢体关节本资于动用,经脉营卫,实理于宣通。"人体的组织结构各有不同的功能。肢体百节形体的基本功能就是运动和劳作。如果过于闲适,长期不动,肌肉经脉中气血营卫的流通循环也会停滞而带来疾病。因此适当的形体运动是维持人体健康必不可少的。通过形体的活动,四肢百骸就可以保持自身的活力。某些关节筋骨气机的阻滞也在运动的过程中得以疏通。《灵枢·根结》云:"用针之要,在于知调阴阳,调阴与阳,精气乃光;合形与气,使神内藏。"意思是说,针刺治疗的要点就是调理阴阳之间的不平衡。阴阳平衡,则"精气乃光""使神内藏"。所谓"精气乃光""使神内藏",是言阴阳平衡则人体各项功能得以正常发挥,充分得到表现。肢体形态与其相应的功能也协调一致。筋骨受邪,气滞其间,肢体关节运动的神机失却正常的支配与调节,肢体屈伸运转功能就随之失常,运动则不利落。针刺得气后,再令肢体形缓而动,刚柔相济,常态自复也。人体系统之自我修复,自我纠正,此之谓也。

《杂病源流犀烛·筋骨皮肉毛发病源流》"舒筋法"载《得效方》一个治疗筋挛缩的方法:"此法治破伤后,筋挛缩不能伸。它病筋缩亦可。大竹管长尺余,两头钻一窍,系以绳,挂于腰间,每坐举足搓滚之,勿计工程,久当有效。一人坠马折胫,脚筋挛缩,不能步行,遇道人传以此法,数日便愈如常。"(《杂病源

流犀烛》)

4. 导引之"动"与针刺经穴"得气"相因，可以效验倍增　人体的疾痛，无论邪气的加害或者正气内虚，都可以追溯到阴阳气血的失衡。失衡于何？在脏腑组织器官或肢体筋骨气血阻滞。《灵枢·九针十二原》说针刺治疗，"初守形，上守神""初守关，上守机"。守神、守机既是针刺治疗的基本要求，也是针刺技术追求的目标。针刺治疗守神、守机，可以促进感传，以气至病所，气调而止。运用咳、呼、深吸、运膈、熊经鸟伸之类，调动脏腑气机运动，亦能使病所气运和调，二者相得益彰，故常能立竿见影。《针灸大成·诸家得失策》："天地之气，不能以恒顺，而必待于范围之功；人身之气，不能以恒平，而必待于调摄之技。"何以调摄？说是"惟阴阳得其理则气和，气和则形亦以之和矣"。"阴平阳秘"谓之和，气脉流通无滞谓之和，运用一定技法，气至病所，也是和；针刺得气而脏腑身形动气以和，亦和也。《内经》说"上古之人，其知道者，法于阴阳，和于术数，食饮有节，起居有常，不妄作劳，故形与神俱，而尽终其天年，度百岁乃去。"上古真人，调于阴阳，和于术数，动和无形，能度百岁乃去，此之意也。

三、"动留针术"以感应促动的技术来实现机体的自我修复

现代科学认为人的生命体是一个复杂的巨系统。复杂系统的特征性反应表现为自适应、自调节、自修复，从而恢复生命运动的自稳态的模式。神机的自适应调节都贯穿在整个生命活动中。"动留针术"正是充分地利用了针刺的感应和肢体组织器官（机关）两相运动的感应，而达到治疗疾病，减轻病痛的目的。

当代研究中医"数术与感应"学者卓廉士先生对针刺的感应曾有一段非常精彩的演绎。他说：

英国学者李约瑟梳理古希腊有关感应的思想："亚里士多德将空间里的'运动'解释为相似者吸引相似者；'成长'为相似者滋养相似者；'质的变化'为相似者的影响者。德谟克利特主张动作者与感受者必须相同或相似，因为如果不同的事物互起作用，也仅是由于它们偶然地有某些相同性。但也有一些相反的格言，认为相似者排斥相似者"。这些思想既近于中国古代的同气相感，其中也含有阴阳交感、相反相成的成分。（《中医感应、数术理论钩沉》）

留针的同时再加上肢体组织器官的运动，使得有疾的相似者转化为正常的状态。在神机"动"的过程中，发生"功能的修复"和"质的修复"。这就是

"动留针术"取得成功的关键。

　　另一方面，人们在研究生命科学时，注意到现代微观物理学对"场"的认识。认为生命中也存在着场。以物理模拟最恰当的看法是能量共振。"动留针术"强调在针刺得气后，肢体或内在的脏腑器官通过一张一弛的往复运动或按摩，实际上有似于两种感应的"协调"与"共振"。这里，依然借用卓廉士先生的引述与论证。他首先引述了罗伯特·谢尔德雷克《生命新科学》中的一段话：

　　"形态共振在如下方面与能量共振相似：它发生在振动系统工程之间。原子、分子、晶体、细胞器、细胞组织、器官和有机体都构成无穷的振动的一部分，而且都具有它们各自的特征模式和内在节律。形态单元是动态的，不是静止的，但是能量的共振只决定于对特定频率的'一维'激励的响应，而形态共振决定于三维振动的模式。这里提出的是一个系统的形态共振，包括它的特征的内部结构和振动频率，给予与他相似的后继系统的时－空模式，将该模式强加于后者。"

　　由于共振是"先前系统的形态影响后继的相似系统的形态"而出现，所以，谢尔德雷克称为"形态发生"或"形态共振"。形态共振具有明确的选择性，它发生在形态相同的生物之间，只取决于系统之间的相似性。(《中医感应、数术理论钩沉》)

　　这里，共振的基础是系统之间的相似性。"动留针术"中针刺的刺激，手法的运用，导引的配合以及精神的调制，便是这种脏腑经脉或肢体腧穴之气与针刺得气之间相同或相似系统的共振。正是这种"形态发生"或"形态共振"使得相应机体组织器官达到调整病变状态的作用。

第二节　古籍中动态留针的应用

　　古代并未见有"动留针术"方法的记载。《素问·异法方宜论》谈古代针、灸、药物、导引按摩等各种治疗技术时，认为两种以上治疗技术联合属于"杂合以治"，"动留针术"是针刺与导引两种技术的联合应用，也属于这一范畴。由于此疗法已超出了经典针灸疗法的范围，需要认真探求本法的原始形态及其学术的渊源。

　　研习古代针灸学文献，可以管窥本法临床应用的实例与雏形。

《内经》有关针刺时动态留针的记载：

针刺并吹耳与饮酒以治厥。《素问·缪刺论》：“邪客于手足少阴、太阴，足阳明之络……其状若尸……少阴锐骨之端，各一痏，立已。不已，以竹管吹其两耳，鬄其左角之发方一寸燔治，饮以美酒一杯，不能饮者，灌之，立已。”这是古代针刺治突然昏厥的一种方法。患者全身脉尚有搏动，但肢体失去知觉。治疗时针刺隐白、涌泉、厉兑、少商，最后刺神门穴。若未愈，使用竹管吹其两耳，并剃去左额角头发烧灰，调美酒冲服。

针刺加导引以治痛与痉。《灵枢·经筋》：“足少阴之筋……主痫瘛及痉……治在燔针劫刺，以知为数，以痛为输。在内者熨、引、饮药。”此段文字记叙足少阴经痛及痉病的治疗。方法是用火针，取穴以痛为腧，由于其病在内，针刺时还应采用热熨、导引肢体和服药等方法来进行治疗。这是针刺结合热熨、肢体运动或服药的治法。

针刺颊车加按人迎以治腮痛。《灵枢·杂病》：“顑痛，刺足阳明曲周动脉，见血，立已；不已，按人迎于经，立已。”顑痛，大约为现今腮痛的病症。针刺可取足阳明颊车穴周围动脉，令其出血少许，痛可立时而止；若不止，则按压足阳明经上人迎穴，按压后也可以立即止住疼痛。这是针刺结合按压的治疗。

针刺加按摩治以腹痛。“腹痛，刺脐左右动脉，已刺按之，立已；不已，刺气街，已刺按之，立已。”腹痛症可刺肚腹左右的动脉。已经针刺，给予按压，可收到立即止痛的效果；若未愈，刺气街穴，刺后并按压，也有立即止痛之效。

针刺加转引肢体以治周痹。《灵枢·周痹》：“此内不在脏，而外未发于皮，独居分肉之间，真气不能周，故名曰周痹。故刺痹者，必先切循其下之六经，视其虚实，及大络之血结而不通，及虚而脉陷空者而调之，熨而通之，其瘛坚，转引而行之”。针刺治疗痹的方法，由于痹的发病不在于内脏，也不是外发于皮肤的病症，而是在肌肉等软组织之间，经脉内经气运转失于周流，所以名为周痹。针刺治疗痹证，应先沿发病部位以下六经所在的经脉用手指甲和手指进行切循按压，观察大络之血是瘀结或是陷下空虚，按虚实的状况加热熨来温通经络。若筋肉有拘急僵硬的情况，可通过屈伸旋转的导引方法，行其气血来加以治疗。

上述诸引文的治疗特色，都是在针刺的同时，再加上一些别的方法来增强治疗效果的实例，也是改静态留针为动态留针的实例。如第一例治疗“昏厥”用竹管吹耳、饮美酒；第二例治疗“痫”及“痉”用热熨、牵引肢体或服药；

第三例治疗腮痛按压人迎穴；第四例治疗腹痛加按摩；第五例治疗"痹证"，用熨的方法，其筋肉关节抽搐痉挛的，用伸展导引的方法。文献中值得注意的是经筋病中提到的"痛""痉"，和周痹病证中的"癥""坚"都有筋肉紧张、拘挛的特征。解除这种筋肉的拘挛和紧张，让患者放松精神，并活动自己的肢体，这是至今临床也经常采用的有益于病情的方法。

　　元代·杜思敬《针经摘英集·治病直刺诀》里也有应用导引按摩等方法结合针刺治疗的记载：

　　（1）针刺入后，咳嗽或吸气治偏头痛：治偏正头疼针丝竹空，以患人正坐，举手下针，针入三分；次针足少阳经风池穴，针入七分，吸气五口；顶上痛为效；次针手阳明经合谷二穴，随患人咳嗽一声下针，刺五分，内捻针，令病人吸气三口；次外捻针，呼气三口；次又内捻针，吸气五口；令病人觉针下一道痛如线，上至头为度，长呼一口气出针。

　　（2）针刺翳风加摇头治耳聋耳鸣：刺手少阳翳风二穴……令病人闭口鼻，摇头，其怒气从耳出。

　　（3）针刺留针后揉脐治大便不通：凡大便不通勿便攻之，先刺气海，讫，令人下夹脐揉胃之经，即刺三里穴，觉腹中鸣三五次即透矣。

　　（4）针刺留针揉少腹治转脬小便不通：凡小便不通勿便攻之，先针关元一穴，讫时，别使人揉少腹，刺三阴交二穴，即透矣。

　　（5）针刺加闭气治五膈气喘息不止：凡刺腹部诸腧穴，气虚人纳息大七八口，下入丹田，闭气刺之。

　　（6）针刺加憋气治伤寒结胸者：别使人以手当蔽骨下正痛处左半揉之，以毫针刺左半手少阳经支沟二穴。此支沟行间穴下针至分数，内捻针令病人五吸，次外捻针三呼，又次内捻针五吸讫，长呼一口气出针，即左畔一壁结胸立效。右畔依上刺之，慢慢呼吸停腾用针，获时而愈，无有不效。

　　上述杜思敬文献记载中，针刺后所谓"吸气五口""闭口鼻，摇头""令人下夹脐揉胃之经，觉腹中鸣三五次""纳息大七八口，下入丹田，闭气"等，已经不再是古代常规的呼吸进针、呼吸出针的方法，而是导引吐纳调息法的应用，是导引与按摩行气的方法，其目的在于增强针刺治疗的效果。

　　导引从其发明之初就是一种临床治疗的技术。宋代以来，按摩和推拿在临床上作为治疗的技术手段，已是历代医家的共识。导引术由于被当作"仙家"养生延命之术，在临床治疗时采用者，历代医家中则鲜矣。清代·沈金鳌著《杂病源流犀烛》，对此却别有见的，认为其有"却病"之功。所谓"却病"，即是临床治疗的作用。沈氏大张旗鼓地认为，导引吐纳之术不仅仅有养生保健的价值，而且是一种疗病的技术，可以"佐药力之不逮"，极力推荐临床用之。

沈金鳌《杂病源流犀烛》，是一部以治疗杂病为主的专书。书中共记载 92 种中医病证的治疗，除记载沈氏近二十年各科临床经验，另收载有历代名医对各病的认识与证论，故名为"源流"。本书另一特点是对导引术的重视与应用。书中分总法与专法两类。总法曰"运动规法"附于总论之后，"运动规法"详细介绍"导引总汇功法"为各病证养生却病之总法。其后，于相关病证又列有若干专病导引法，共涉及病证 34 个。云"于每病方论后，有导引运功之法"。总的认识是认为气功导引可以却病延年，可以补方药之不足。明确地提出导引能"却病"，是治疗的技术手段之一。在《诸病源候论》后，尚为第一人。其书"诸气源流"后有按云：

"百病之生，皆由气之滞涩。药物之外，更加调养，则病可却，而生可延。况古云医道通仙道，修仙之术，端由炼气炼形入手，以至变化生神。"

其书"凡例"也有云：

"导引、运功，本养生修炼要诀，但欲长生，必先却病，其所导所运，皆属却病之法，今各附于篇末，病者尊而行之，实可佐参药力所不逮。"

《凡例》所附录的"运功规法"进而更云：

"修炼家导引运功之法，所以却病延年者，未始不可助方药所不逮……而欲求延年者，必先却病。在医药家则以却病为主也。""于每病方论后，有导引运动之法，可以却此病，即附载于末，总期医者、病者，展览及之，以备采用，庶获万病回春也。但其法有专治一病者，既分载于各病之后，而又有总法数条，不必每病皆为遵用。而时有必采取者，亦不必一病全用总法……如于各病运功中，见有宜用归元、周天、艮背、行庭、及绦法、通关、涤秽等法者，查明此处所载诸法，应如何引运，遵而行之，无漏无遗，自可却病，可延年也。"

意思是说，讲求养生延命的道家所采用的肢体运动与呼吸调整等导引功法，使其能够起到防病治病与延长自己寿命的作用。这未尝不可以用来辅助药物治病时的一些不足之处呢？另一方面，要想延长自己寿命的人，必须首先治疗好原有的疾病。这在医药家看来，则肯定是要运用导引运功的方法来治疗疾病了。

本书在每一个病治疗方药的后面，介绍了导引运功的一些方法，可以用来治病，就随病附在方药的后面。总之是希望医生和患者能看见，供阅读且采用，这样很多疾病就都可以康复了。但要注意的是，所列的方法，有专门针对某一疾病的,分别记在各病之后,而又有总的导引功法数条,并不需要每个病都去实施。即便是有采用导引功法的必要,处理各病后介绍的方法,也不一定要用总法。总法有七种(归元、周天、艮背、行庭、绦法、通关、涤秽等),查明适应证,遵照导引功法的具体操作要领,自然能达到治愈疾病的目的。

《杂病源流犀烛》所介绍的各病的专方专法,简单实用,很有临床应用价值。如:

头痛导引:"握固搭膝而坐,以手扪两耳塞兑,闭目,用意躬身前努,使七窍之气上攻,邪气自然消散矣。"

握固,导引里的一个术语。闭守元气,勿使逸出之意。具体作法:平地而坐,先两手置于膝上,闭守元气,不使逸出。然后以两手掌紧紧扪住耳门,使气闭塞不与外界相通,闭上双眼,用意稳住内闭之气,躬身向前用力,至最大限度时,停顿努挣。这时,头上的官窍都上攻于头。邪气消失,病痛得以解除。

背痛导引:"以掌擦之九九,乘热,交搭左右二肩,躬身用力,往来煽动九九之数,加以后功。"具体作法:用两手掌对搓,使掌心生热。乘热将两手交叉搭于对侧肩上,躬身用力,使其两肩胛骨随身体前躬时伸开。如此往来,拉到肩胛,计九九八十一次,收功。

腰痛导引:"病人正东坐,收手抱心,一人于前踞蹋其两膝,一人于后捧其头,徐牵令偃卧,头到地,三起三卧,便瘥。"具体做法:病人取坐位,双膝靠紧,两手胸前交叉抱住。一人前蹲抵住病人双膝,一人从背后捧住病人头,慢慢地让病人仰卧,使头部着地,如此三起三卧,可以解除腰痛的症状。

古代针灸医籍中有关导引术的临床应用还可以举出许多的例证。其毋庸置疑的是,针刺同时适当地加上导引的方法,古来便有之,非现今之独创。若欲进一步发掘,尚需深入探讨。

第三节　"动留针术"对古道家"导引"的借镜

针刺加运动疗法是目前国内较普遍采用的方法,为何广新借镜现代运动医学的知识而创建的(《针刺运动疗法与疼痛治疗》)。"动留针术"虽然也是强调针刺留针的同时加上运动,但运动方法与技巧理念,乃至于理论基础却有大大的不相同。动留针术的技术特征是对于古代养生导引的传承和发挥。

《素问·异法方宜论》曰:"医之治病也,一病而治各不同,皆愈,何也? 岐伯对曰：地势使然也。"然后岐伯回答了砭石从东方来，毒药从西方来，灸焫从北方来，九针从南方来，导引按跷从中央出等古代各种治疗技术的起源和应用。其云："中央者……其民食杂而不劳，故其病多痿厥寒热，其治宜导引按跷。"还指出"圣人杂合以治，各得其所宜。故治所以异而病皆愈者，得病之情，知治之大体也。"关于导引和按跷的解释，王冰注云："导引，谓摇筋骨，动肢节。按，谓抑按皮肉。跷，谓捷举手足。"其在《血气形志》又注云："夫按摩者，所以开通闭塞，导引阴阳。"

《素问》这段话有两个意思：一是说治疗技术要"各得其所宜"，砭石、汤药、火熨、灸焫等都是治疗疾病、防治疾病的方法。其产生带有地域和气候环境相适应的特征。治病时选择采用某种方法，须各得其所宜，适应病情。二是说不同的治疗技术之间可以取长补短，"杂合以治，各得其所宜"，是说临床各种治疗技术，可单用一法，亦可相兼而用。总之以能符合病情的需要，能祛除病邪，解除困顿为目标。

导引按跷这种治疗技术后来发生分化。按跷逐渐演变为按摩，在宋代形成独立的专科。导引术，则因后来道家的特别重视，大量地运用在养生延命方面，逐步演化为独立的养生法门。而一些中医学家也将其视为"道术"或"仙家"之事，临床却病治疗的作用，奉行者日渐稀少，甚至湮没。因之清代沈金鳌《杂病源流犀烛》屡屡提醒，云"导引运动之法，所以却病延年者，未始不可助方药所不逮……而欲延年者，必先却病。在医药家则以却病为主也。"

一、丰富多彩的古代导引术

在古代的医药文献中，承载导引吐纳术并将其作为防病治病重要方法的文献莫过于隋《诸病源候论》。

隋·巢元方《诸病源候论》（后简称《病源》）是我国最早记载病候病源的一部专书。因为书中未曾有中医方药的应用，曾都被认为是不论及治疗的病源学专著。实际上，全书除收集 1739 种病候外，还载有大量养生方和养生导引法附载于各病候之后。说明本书著作之初，亦是寄望于导引术对各证候防治的作用。

20 世纪末，国内组织中医著名学者整理校注《诸病源候论》。当代学者丁光迪先生参加其中。在深入研究整理《诸病源候论》成果的基础上，又集结编撰出版了《诸病源候论养生方导引法研究》。是书广征博引，围绕《病源》中养生导引的各条各文，进行大量的考证和推敲，并参阅《道藏》、佛典以及气功等多方面的著作进行校注、译释,整理出养生方 105 条,养生导引法 287 条,使今人能领略古代导引术真容。书中对某些导引功法的解读,尤其是技术动作的准确描述,更使得今人能得以学习和传承,使导引术得以发扬光大。

明·高濂撰集《遵生八笺》是又一部中医养生导引学的集大成之作。《遵生八笺》20 卷,高濂撰集(约公元 1591 年)。高濂是我国明代著名养生家。本书内容广博又切实用,其中收载的医学古代文献,现在难觅,十分宝贵,对研究和推广古代导引功法很有参考价值。

二、"动留针术"对导引术的借鉴

古代养生导引术由来数千年,种类名目繁多。以《病源》为例,即达百十余种。如果仔细体认,便知雷同者不少。有些术式名称不同,做法却是相同;有些术式名称相同,做法却又有异。因之,"动留针术"主张取其简单,弃其繁复,临床适用为最好。

导引方法的选择:《抱朴子·别旨》云:"导引不在于立名,象物粉绘,表形著图,但无名状也,或屈伸,或俯仰,或行卧,或倚立,或蹲踞,或徐步,或吟或息,皆导引也。不必每晨为之,但觉身有不理则行之,皆当闭气。闭气,节其气冲以通也。亦不待立息数,待气似极,则先以鼻少引入,然后口吐出也。缘气闭既久则冲喉,若不更引而便以口吐,则气不一,粗而伤肺矣。如此,但疾愈则已,不可使身汗,有汗则受风,以摇动故也。"

《别旨》所述原则的启示:

第一,导引不在于追求某种功法之名气,只要身体各部能动起来就好。肢体或屈或伸,或俯或仰,或行或卧或站立,或踏足,或漫步,或吟唱等都属有益的动法。

第二,运动不能过劳,避免新的受伤。即便练习吐纳、闭气之类,也需缓缓而行,并非强求要达到多少次数,只要自觉憋气已经达到极限,就应慢慢恢复正常的呼吸节律。

第三,古代导引术诸种功法,都强调导引时必须意念,重视神形一致和动静结合。诚如丁光迪先生引《太清导引养生经·王子乔八神导引法》所云:"闭气治诸病法,欲引头痛者,仰头;欲引腰痛者,仰足十趾;欲引胸中病者,挽足十趾;引臂痛者,掩臂;欲祛腹中寒热诸不快,若中寒身热,皆闭气张腹"。《养性延命录·服气疗病篇》"凡行气,欲除百病,随所在作念之,头痛念头,足痛念足,和气往攻之,从气至时,便自消矣"。

第四，诸导引功法中常有云"努""挣""极""闭气不息"等字词，勿轻看。依据临床实践，颇有深意。肢体运动时至病邪阻滞部位或病痛受限的部位，努力一下，闭气一口，憋促一下，极力一下，然后停顿片刻，再重复以后的动作。取效往往在此一举。《素问·天元纪大论》云："物生谓之化，物极谓之变。"《淮南子·原道训》："感而应，迫而后动。不得已而往，如光之耀，如景之放。以道为训，有待而然"。气机受阻，凝滞不前，动至极处，自然解开凝滞，恢复其生理之正常状态，病痛便迎刃而解。这符合阴阳平衡、阴阳转化的自然规律。临床用之，取效也快。

第四节 "动留针术"实用技术

凡针刺入穴，"静以久留，以气至为故，如待贵宾，不知日暮"的留针方法是"静留针术"。针刺留针期间或针刺后，有目的地配合躯体某部的主动或被动运动，或脏腑呼吸导引的方法，则谓"动留针术"。"动留针术"，应用得当，常可以明显提高疗效。

一、临床七法

1.头面疾病用叩齿调气法 在病所近部或远端取穴针刺，得气后留针，让患者意念患部，做慢频率的叩齿或咬牙动作，带动头面、颞颌部以及颞颥部肌肉舒缩，咬则欲紧，片刻松开，以利患部气机灌注与运行。用于牙痛、偏头痛、面瘫、下颌关节紊乱等症。耳聋、耳鸣可做张口的动作。

病例 1 患者黄某，女，47岁。左颞下颌关节紊乱综合征。一周来左侧面颊疼痛，不敢咀嚼。查左颊轻度隆胀，颞下颌关节压痛，张口动作有下颌关节弹响，口开一指，左乳突部不适。遂针左翳风、右合谷穴，强刺激得气后留针。此时令患者意念患部，轻轻做叩齿、咬牙、张口等动作，动后疼痛渐次减轻。20分钟后，疼痛消失，口可开全，左右颊肌松弛，满意而归。

2.胸胁病症用咳气法 针刺取病所近部或远端穴。针刺得气后留针，令患者做如清嗓动作般的下意识咳气，或闷咳，但不咳出痰，务使咳而有声震荡、使胸廓呼吸肌产生运动、胸腔内气机为之震动，促进胸胁部气机调畅。用于胸胁岔气、胸胁疼痛诸症。

病例 2 何某，男，56岁，大学教师。因搬书上架，右胁岔气疼痛伴功能活动受限一天求诊。查患者胸背略向右屈曲,转侧不利,不敢出大气,语音低沉压抑,右胁下第4~6肋压痛。遂针右鱼际,针尖略向上臂倾斜,得气后轻捻转使针感向上传导至腋。留针,令患者留意痛处,轻咳送气,每分钟4~5次。开始不必用力,渐次加重咳的力量。随咳捻针,约5分钟后,患者感疼痛明显缓解,试做上半身转侧及伸展。十余分钟,活动自如,呼吸均匀,痊愈而归。

3. 喉咽病症用吞津利咽法　在病所近部或远端取穴针刺。得气后留针,令患者吞咽。口腔内有唾液者咽唾液,无唾液者则咽气。让唾液或气徐缓而下,经过咽喉部病所,使咽喉部顺畅。本法适用于咽喉部疾患,如咽痒咳嗽、扁桃体炎、咽炎、喉炎及梅核气等。

病例3　李某,男,30岁,吹奏乐师。慢性咽炎,每因感冒或作业后咽痛复发。来诊时,声音嘶哑,咽中疼痛而干,自觉咽部不顺。查咽部殷红充血,有少许滤泡。遂针两合谷,得气后留针,令患者吞津咽气,气通过咽中阻滞部位。每分钟吞5~6次。开初患者尚觉咽中若有阻滞,第四、五次时自觉减轻,至症状消失而去。每发,皆照此法取效。

4. 脘腹病症用深呼吸调气法　在病所近部或远端取穴。针刺得气后留针,令患者做腹式呼吸,逐渐加大幅度。由浅入深,吸气时提高膈肌,呼气时令气下沉丹田,使腹肌产生运动。适用脘腹疼痛诸症。施行本法,以屈膝仰卧位为佳。若患者疼痛明显,深呼吸运动受限可选用摩腹运动法(详6)。

病例4　赵某,女,47岁。忽一日腹中急痛,自觉气机胀滞失于流转。受术时,已刺两足三里穴未效。查见患者两腿伸直平卧于床,痛在大腹胃肠,气滞未通,不通则未效。嘱患者屈膝,复针足三里。并慢慢做腹式呼吸,由浅入深。即渐觉腹中气窜,嗳气及矢气后而舒。

5. 气陷病症用提肛法　针刺得气后,令患者做提肛运动,使腹内脏器随意念上升,其节奏要缓,每三五次均匀呼吸后,提肛一次。适用于脏器下垂诸症。施行本法时亦以平卧屈膝体位为好。

病例5　刘某,女,31岁,工人。胃下垂。反复发作腹胀、便溏、嗳气、纳差。予针双足三里、百会透前顶,令患者做提肛收腹动作,每分钟6次。自觉腹内气畅胃升,随嗳气、矢气而舒。优于平素针刺静留针术法。

6. 摩腹运动法　即留针过程中,以手法循升结肠、横结肠、降结肠体表位,按摩腹部,促使腹内肠道的被动机械运动,以增强针刺疗效。适于腹痛、腹胀、胃下垂、胆石症、胆囊炎等症。在此不再赘述病例。

7. 肢体关节疼痛用伸展运动法　在病所远端取穴针刺,得气后留针。令患者做患部关节主动屈伸或旋转等运动。尤其在功能活动受限处稍作停顿，努力争取突破原受限范围。每分钟5~6次。适用于肢体关节的各种软组织损伤、退行性变。如扭伤、岔气、劳损等。

病例6 李某，男，65岁。左肩关节周围炎。查其左肩关节无明显肌萎缩，肩关节周围疼痛，尤其以肩内陵、臑中、巨骨、肩贞等穴处明显。左肩外旋、外展活动受限。遂针双天柱穴，得气后强刺激，留针。患者做左肩关节外展外旋活动。在受限范围处停顿1~2秒，再继续活动，以争取突破受限范围。每分钟3~5次。每次活动均可见活动范围加大，患者疼痛亦减轻。后续治疗，取条口透承山，留针期间患部活动如前。一周后疼痛消失，活动范围正常。

二、临床技术要点

1. 体位选择 依据患者总体体质状况、精神状态，病痛严重程度，酌情选取站位、俯伏坐位、背靠座位、俯卧位等均可。在保障安全的前提下，以能方便患者肢体活动为好。一般来说急性腰痛、胸胁岔气，采用坐位、甚至站立位，只要做好示范、做好解释和安抚，患者都可以接受。随着运动中疼痛减轻或肢体受限情况的缓解，患者或愈加信任和接受此疗法。胸腹内脏腑组织的病变大都采用仰卧加屈膝体位，以利于肺、胃、肠腑、膀胱等气机的流通。

2. 针刺穴位的选择

（1）选穴原则：施行"动留针术"时，所选择的穴位既要对病痛有治疗作用，又要能保障患部活动时的安全和方便。一般都采用远端配穴法。若必须在病症局部取穴针刺，则首先应顾忌针刺的安全。

（2）常用的配穴法

1）四总穴：肚腹三里留，腰背委中求，头项寻列缺，面口合谷收。

2）八脉交会八穴：公孙冲脉胃心胸，内关阴维下总同，临泣胆经连带脉，阳维目锐外关逢，后溪督脉内眦颈，阴跷照海隔喉咙。

3）马丹阳天星十二穴（此略）：以上歌括记载的选穴、配穴及其主治病症比较容易掌握。只要熟记歌括，并多多临床实践，自会有所心得。具体运用，请参考第二章"针灸穴法要义"。

4）天柱穴及华佗夹脊穴：天柱穴和华佗夹脊穴是治疗颈椎病，腰部、胸胁扭伤岔气，胆结石，泌尿系结石，胁肋部带状疱疹相关神经痛等的较好穴对。选穴依据病患部位所属的脊神经节段取穴。

3. 关于刺激量 应用"动留针术"，行针刺时必须做到针下得气，甚至能诱发向"病所"的感传。针刺刺激量,视患者体质与精神、耐受力等因素,采用中、强刺激量为佳。若加用电针刺激,应以患者的耐受为度。

4.运动方法与运动量的掌握　"动留针术"的运动方法以气机调顺为原则。如以呼吸运动调整胸膈、胸廓的气机;以吞咽运动调整心肺的气机;以深呼吸或腹式呼吸调整胃肠的气机,以提肛运动调整小腹内膀胱、二阴或女子胞宫的气机。原则上遵从中医学理论气机升降浮沉的规律。如腹部咽中阻塞以下行为顺;肝(胆)气横逆、胃肠气逆以通调肠腑使气下行为顺。

肢体运动依据病变部位各关节屈伸或旋转的功能范围而定,不要强力超出正常生理运动功能活动的限度。活动时依据疼痛和受限的程度,慢节奏缓缓用力。至受限部位,导引运动要达到脏腑或肢体受限的极处,要憋、要努挣、要拗,务使能突破原受限的范围。运动量无需求大,要求适度,万不可因运动而致再受劳伤。频率要慢,切忌使用暴力或突然地大幅度运动,避免劳累,以免加重病情。

三、注意事项

1.采用"动留针术"前做好对患者的沟通和解释　讲清楚需要患者做什么,怎么做,为什么要这样做等。解除患者要"动"与怕痛、怕动的疑虑,取得患者的信任。

2.做好示范　"动留针术"所以能提高疗效,全在于针刺的同时配合了机体局部"动作"对气机的促动作用。脏腑的呼吸、吞咽、吞津、咳气,和肢体的屈伸、扭摆、旋转等运动,是在患者局部疼痛和运动受限的情况下被动接受医生所要求的,因此示范十分重要,也是取得患者信任的前提之一。

四、"动留针术"的诀窍

古代的导引呼吸吐纳法给动留针术提供了宝贵的经验。国内尚有人也曾引述古代的导引术作为运动针刺疗法的应用。由于一些原因,导致对原文的理解和解释不够准确,甚而相去甚远,容易引起事故。丁光迪先生对《诸病源候论》之导引术进行研究时,曾引《玄鉴导引法》"导引之道,务于祥和,俯仰安徐,屈伸有节",而提出导引术的技术要诀,说:"祥和、安徐、有节、动中有静,张中有弛,屈伸有节,才能引起臻园,才能导而引之,决不能片面理解导引就是个'动',越快越好,这不仅是无知,反伤筋骨,无益有害了。"

1.务于祥和,俯仰安徐　患者全身精神和各部肢体全面放松,保持肢体各关节松弛柔顺的状态，尤其受病的关节或肢体，肌肉关节都要充分放松。肢体运动或呼吸吐纳时，动作要求徐缓，不要急躁，不要急于求成。尤其在导引过程中，开始一定要缓慢行事，不得先急后缓。如《诸病源候论·卷一·第二十四候》治疗脊、腰、颈项痛痹运动功法时记载：

"凡人常觉脊背皆倔强而闷，不问时节，缩咽髀内，仰面，努髀井向上，头左右两向捺之，左右三七，一住，待血行气动定，然始更用。初缓后急，不得先急后缓。"

说是治疗脊背、腰、颈项痛痹运动，运动时肩臂微微内屈，下颌及咽喉骨尽量内缩，然后仰面向上，努力使两肩井向后，向上抬起，头项向左、右两侧捺动，各三七二十一次，此为一遍。做完后安定静息片刻，待气血安定，然后再开始做第二遍。运动开始，要初缓后急，动作要徐缓而慢，不能急躁。

患者由于局部病痛的缘故，被要求要做肢体或脏腑组织的运和动的时候，主观上会有顾虑，甚至对能否运动半信半疑。医生应做好示范。强调精神肢体的放松有"以柔克刚"的效能，通过运动使刚者自柔，凝者自解，病痛自然恢复。肢体的放松，既是治疗的需要，也是治疗的目的。如肢体岔气症，不仅局部软组织拘挛紧张和疼痛，主观上也紧张，不敢做相应的活动。而动留针处理后局部肌紧张的解除，疼痛减轻，其功能活动也相应得到恢复。

2. 屈伸有节，弛张有度 《诸病源候论·卷一·第十九候》养生导引法载："一手长舒，令掌仰，一手捉颏，挽之向外，一时极势，二七；左右亦然。手不动，两向侧极势，急挽之，二七。取颈骨急强，头疼脑旋，喉痹，髀内冷注，偏风。"

说是导引治疗类似颈项病强直不舒，头部昏眩，或者咽喉疾病肩臂冷痹一类疾病：先是左手提起放松伸出，手掌上仰；右手握住下巴，挽之向外，一时间两手从各自方向充分外展，达到极度，即反向拉紧，尽量伸展，顿住片刻，放松，回复原位，为一遍。如此一用劲，一放松，二七一十四次；再变换两手位置，与上同样姿势动作，亦一松一紧，二七一十四次。这种伸手捉颏旋颈方法能够祛除颈骨急强，转动不离，头风病的头眩脑转，喉痹肿痛，肩内冷注疼痛，偏风等病。

3. 动至极处，勿使受伤 "极"，极限之极，可以理解为功能活动范围与节律的限制值。这有两个截然不同的含义，一个是正常生理状态下的活动度与节律。一个则是异常病理状态下的活动度与节律。超出生理活动度和节律是经脉气机阻滞的缘由。因此,病理状态下的活动度与节律是小于正常的活动度与节律的。采用"动留针术"时,运动度及节律都是在正常的生理范围与节律之内,不会造成新的损伤。而且,只有克服气机阻滞对活动度的限制,并恢复至正常,治疗才算成功。因此,要求活动到受限的极点时,停顿数秒钟,要"憋"一下,争取突破受到的限制。这就是古代导引术里的"努""挣""极"的意义所在。在呼吸运动中,则要求吸气的末端或呼气的末端要"憋"一下,"闷"一下。

《诸病源候论·卷五》治胁痛:"举手交项上,相握自极。治胁下痛。"

《诸病源候论·卷十三》治结气候:"端坐,伸腰,举左手,仰掌,以右手承右胁。以鼻内气,自极,七息,除结气""两手拓肘头,拄席,努肚上极势,待大闷始下,来去上下,五七。去脊背、体内痛,骨节急强,肚肠宿气"。

《诸病源候论·卷三》之虚劳候:"两足相踏,向阴端极蹙,将两手捧膝头,两向极势,捺之二七,竟,身侧两向取势,二七;前后努腰七。去心劳,痔疮,膝冷。"

4. 顺势而为,因势利导 "动留针术"对于导引吐纳调息方法的采用强调顺势而为,因势利导,不主张强作强为,甚或造成安全事故。"动留针术"强调患者的主动运动,在治疗中让患者感知自身的调理修复的过程,运动力度大小、用力方向、运动幅度、运动频率、运动中的停顿、努挣或者憋气的力度等。一切由患者自身能力来调度实现。如肢体筋骨疾病,活动患肢,要顺着肢体平时活动范围去活动,遵循肌肉关节自身生理的活动度。在运动受限处顺势努挣,突破受限范围,慢慢回归常度,从而治愈疾困。如胃肠疾病的深呼吸运动,或咳、或鼓气等,患者感知气机受阻或已通畅的位置等。

心脏导引引"臞仙"曰:"可正坐,以两手作拳,用力左右互筑各六度,又可正坐以一手按腕上,一手向下托空如重石,又以两手相叉,以脚踏手中各五六度,能去心胸间风邪诸疾,闭气,为之良久,闭目,三咽津,三叩齿而已。"(《杂病源流犀烛》)

《杂病源流犀烛》治"疝痛导引法",引《类聚》方曰:"坐舒两脚,以两手捉大拇趾,使足上头下,极挽五息止,引腹中气遍行身体,取疝瘕病";引《保生秘要》曰:"用手紧顶幽阙,纳气数口,而紧紧鼎闭纳之,立效"。

治小腹膀胱气痛,小便不利,引《保生秘要》曰:"因欲火积滞,外肾复感冷气,故作胀痛,不可胜言,注意从外肾提气至内肾,右运二七遍,即从内肾想一火,提至顶门,略凝,而后行吹吸之法。"

参考书目

1. 河北医学院．灵枢经校释 [M]．北京：人民卫生出版社，1982.

2. 南京中医学院医经教研组．黄帝内经译释 [M]．上海：上海科学技术出版社，1981.

3. 赵京生．针灸关键术语考论 [M]．北京：人民卫生出版社，2012.

4. 高濂．遵生八笺 [M]．北京：人民卫生出版社，2007.

5. 王明．太平经合校 [M]．北京：中华书局，2014.

6. 朱震亨．格致余论 [M]．北京：人民卫生出版社，2005.

7. 丁光迪．诸病源候论养生方导引法研究 [M]．北京：人民卫生出版社，2010.

8. 沈金鳌．杂病源流犀烛 [M]．北京：人民卫生出版社，2006.

9. 卓廉士．中医感应、数术理论钩沉 [M]．北京：人民卫生出版社，2014.

10. 罗伯特·谢尔德雷克．生命新科学 [M]．北京：商务印书馆，2004.

11. 杜思敬．针经摘英集 [M]．北京：人民卫生出版社，2007.

12. 杨继洲．针灸大成 [M]．北京：人民卫生出版社，2006.

13. 王执中．针灸资生经 [M]．北京：人民卫生出版社，2007.

14. 巢元方．诸病源候论 [M]．北京：中国医药科技出版社，2011.

15. 沈金鳌．沈氏尊生书 [M]．北京：中国医药科技出版社，2011.

16. 何广新，曲延华．针刺运动疗法与疼痛治疗 [M]．北京：学苑出版社，2005.

第四章

临床实用穴法技术

窦默《通玄指要赋》中说："必欲治病，莫如用针，巧运神机之妙，工开圣理之深。外取砭针，能蠲邪而扶正；中含水火，善回阳而倒阴。"充分说明针刺治疗技术及其运用的重要性。

第一节　针灸临床注意事项

一、接诊准备与医患双方的调适

安静良好的就诊环境。安静优良的就诊环境对开展针灸治疗十分重要。《灵枢·终始》说针灸治疗的环境："深居静处，占神往来，闭户塞牖，魂魄不散，专意一神，精气之分，毋闻人声，以收其精，必一其神，令志在针"。《素问·八正神明论》也告诫说："用针之服，必有法则……凡刺之法，必候日月星辰，四时八正之气。"这都强调治疗环境的重要。环境应有利于医患双方都排除外界干扰，精神内敛，有利于医生对疾病的治疗和患者对治疗的体验，也是对生命尊重的需要。现在国外的针灸医生很重视诊疗环境的中医特色，重视对患者精神状态的影响。比如，单间的治疗室，墙上张贴一些代表中医符号的字画或者摆放一些中医治疗类的器具等。

医生的精神自理。医生接诊患者应该既严肃认真，又和蔼可亲，要和患者一道积极庄重地参与治疗。医生通过自己庄重的体态，正式的衣着和言谈举止与患者交谈，充分获得患者的信任，建立起自己在患者思想精神上的权威。对畏怯针刺和灸灼的患者，更应作好解释，包括针灸疗法的优势和将要采取的技术操作，针刺时出现的诸如得气、感传等现象的解释工作。本章第二节行气与得气术所记录的美国丹尼尔先生对针刺治疗得气的解释具有实用价值和借鉴意义，可以参考。

二、体位

古来多云针灸治疗取体位是为安全和舒适。当坐取坐，当卧取卧，或仰或伏，或屈或伸等，自无不妥。但临床斟酌用之，体位亦应尽量有利于脏腑组织器官经络气血气机之"运行"，以提高临床治疗效果为出发点。试举一例：

某医以足三里针刺治疗肚腹疼痛。此万举万全之法，但未效。何也？视患者接受针刺时，本有畏惧之感，针刺时挺卧在床，两腿伸直且紧张用力，致使足阳明经脉之气难于畅达，胃肠阻滞之气难于疏解也。随即安慰患者解除紧张，并屈两膝关节，腹部肌肉自然随之放松。再捻针，腹痛随之而解矣。

本书"动留针术"会更多的涉及体位的运用问题。如针刺治疗急性岔气诸症，会要求患者活动自己的颈项、腰胁、腰腿等部位肢体，有时还要求患者在被动的体位上憋气或努挣等。这时，需要采用的体位，就可能采取有依靠的靠背坐位或者俯伏坐位。这一方面能够较放心自如地活动颈项、胸胁、或腰胁，又能使躯体有所依靠，以求得安全。在治疗过程中，还会有体位的变换。如开始采用俯伏坐位，进行缓慢、小幅度的颈项或腰胁活动后，随着病情减轻，还可进一步采用站立位，较大幅度地活动颈项或腰胁部。这样循序渐进，获取最大的治疗成功。

三、留针和出针

留针是指针刺入一定位置以后，让针留在穴内静置不动而言。留针的目的有二：一是为了维持一定的针感刺激反应，加强对经络气血的影响；二是在留针的基础上再施行其他的治疗技术或刺激手法。如本书介绍的"动留针术"、加用电针脉冲刺激或者加灸等。一般病症留针的时间可掌握在一刻钟左右，对一些慢性、疼痛性、痉挛性病症，可酌情增加留针时间。当然，对针刺即效，病痛消失得快，效果显著者，则可不留针。静留针过程中，最好能间歇行针几次，可维持一定的刺激强度。

出针时，应以干棉球压住针孔周围皮肤，然后慢慢将针提至皮下，抽出。干棉球可继续按压针孔片刻，以防止出血。出针时要讲究一定的先后顺序。

通常，先取四肢部位的针，以解除患者被动而紧张的情绪和心态，后取重要部位的针，特别如眼部的睛明、球后等，出针后要多按压1~2分钟时间，防止出血。近年来，有些患者很讲究自我保健，经常服用散血活血的药物，最容易皮下出血，若不适当用力按压，出血就可能发生。

出针后，应适当用手掐切天柱穴及其上下颈部，拍打或按压如两肩井、下腰部等若干次，可以较好地解除治疗时患者的紧张不适，或者因较长时间肢体被动固定带来的困顿。《标幽赋》说"背目沉掐，坐卧平而没昏"，这确实是经验之谈。经过这些处理，患者也会觉得舒适很多。

附：几种特殊的针刺技术

（一）头针针刺技术

头针针具选择，以26~28号、1.5~2.5寸不锈钢毫针为常用。针刺时针与头皮呈30°左右夹角，以单手夹持进针法进针，押手可顺着刺激区方向绷紧头皮，配合刺手进针。使针沿皮下缓缓达到穴区应有的深度（长度）。刺入困难时，可配以捻转手法，边捻转，边进针，逐步到位，然后固定不提插。行针手法与一般体针针刺所述捻转手法同，但捻转频率和幅度要求要大（每分钟应达200次或更多），出现针感后再持续捻转3~4分钟。然后再按上法操作两遍，即可起针。起针时应以消毒干棉球压迫针孔1~2分钟，以防出血。

（二）腕踝针针刺技术

腕踝针针具通常采用30或32号1.5寸不锈钢毫针，针体要直。患者体位可以不限，但针踝部刺激点时以取仰卧位为好。

进针时以单手夹持进针法，针体与皮肤表面成30°左右夹角，用拇指端轻轻旋动针柄，使针尖轻巧地透过皮肤。过皮后即将针身放平，贴近皮肤，顺肢体肌腠轴向沿皮下进针至要求深度。进针要缓，以针下松软感为宜。如有阻力或出现酸、麻、胀、痛等感觉，表示针已深入筋膜下层，不符合针刺要求。应将针尖退至皮下，使之更表浅地刺入，进针深度约1.4寸。针刺成功后留针20~30分钟，不捻转，不提插。静置留针，一般半小时，慢性病可适当延长。

腕踝针法技术的关键在于：①针身刺入后，应处于皮肤下层，尽量表浅。送针时患者一般应无疼痛感；②针身应在肢体纵轴方向上插入，不应向左向右歪斜。

（三）经筋病刺法

十二经筋是十二经脉之气结聚散络于筋肉关节的体系。其主要作用是联络筋肉、骨骼，保证人体正常运动。临床上属经筋方面的病证不少，却鲜引起足够重视。若能熟悉经筋的生理功能、循行分布及其病候，准确辨证，常能收到满意的疗效。《素问·调经论》云："病在筋，调之筋，病在分肉，调之分肉"，这是目前治疗各种软组织病变及肌肉痉挛或瘫痪等疾病，在患病局部施针灸或推拿疗法的依据。《灵枢·官针》亦专门介绍有治疗经筋病的若干刺法，如分刺（刺肌肉）、恢刺（刺肌腱）、关刺（刺关节、肌腱）等，在选穴方面则主张"以痛为腧"，针法上使用"燔针劫刺"（火针速刺速出），"以知为数"等。这些治法都是十分重要的经验，亦为当代临床医家所习用。近代以来，尽管有热衷"小针刀"治疗经筋病，但经筋病毕竟有反复发作的倾向，过多反复运用针刀治疗，并非良法。

下面，结合临床谈谈个人体会和经验：

1. 选穴　经筋选穴按经筋分布循行取相关经穴，其理由如《内经太素·经筋》所谓"以脉引气"，其配穴规律也基本不脱离经穴配伍的一般规律，但针刺技法须按经筋病的刺法。另外，亦可按"以痛为腧"的原则取穴，即所谓"阿是穴"。阿是穴的含义除压痛点这一含义外，还包括一些可以感知的病症反应点，如肿硬的肌肉、筋腱隆起、紧张、拘挛处、牵拉之处等。

2. 恢刺法　《灵枢·官针》："恢刺者，直刺傍之，举之前后，恢筋急，以治筋痹也"。筋痹是经筋的病症，恢是亮敞的意思，让针刺的刺激层次扩大。具体操作：将针刺在病痛肌肉一侧，得气后，依据痉挛或肿胀的筋肉向前后、或左右、或上下不同方向刺，各方面轻轻提插或捻转，然后出针。因不同方向的提插，出针时针孔自然也较单个方向针刺大。实践证明，这对疏解筋肉痉挛疼痛，确有一定作用。

3. 关刺法　《灵枢·官针》："关刺者，直刺左右，尽筋上，以取筋痹，慎无出血。""关"指四肢关节；"尽筋上"指筋的尽端，肌腱筋膜与关节联系之处。据现代医学研究，肌腱分布着丰富的神经感受器腱梭，肌腱的功能状态对骨、关节、肌肉活动影响很大，故刺肌腱。具体操作：在关节痛点附近肌腱附着处进针，轻捻转，刺时不能出血，能缓解四肢拘挛疼痛。

4. 合谷刺　《灵枢·官针》："合谷刺者，左右鸡足，针于分肉之间，以取肌痹。"肌痹，《太素·二十五刺注》曰："寒湿之气，客于肌中，名曰肌痹"，属肌肉的病证。其刺法《太素》注为："刺身左右分肉间，犹如鸡足之迹，以合分肉间之气,故曰合谷刺。"合谷,此特指分肉,非指合谷穴。具体操作:针刺至一定深度,捻转后,提针至皮下,按肌群分肉间隙,再向左向右两侧各向刺入,捻转,形如鸡爪,能很好地缓解肌肉疼痛与痉挛。

上述刺法,虽然来历已久,但近代治疗经筋方面的疾病,仍多习用。这些刺法较之一般刺法的显著特点是刺激量大,针尖到达肌肉与肌腱的层次多。根据近代关于得气与针刺下肌梭和腱梭存在的关系的研究,说明针刺的层次多,受到刺激的肌梭和腱梭也多,特别是肌腱联结处,更有丰富的腱梭存在,这可能是经筋病采取关刺和恢刺的机理所在。笔者在临床经筋病证的治疗中运用上述手法,确实感受到这些刺法的微妙之处。针刺后,原先皮下压痛、肿胀、紧张的软组织很快得到缓解。反复使用此法,也不易造成创伤。治疗中屡用屡验,重复性强。

5. 滚揉按压法 经筋病属运动系统软组织疾病,治疗需要对多层次软组织进行一定的刺激,促使气血流通,这是采取推拿疗法的依据。《素问·调经论》云:"按摩勿释,著针勿斥,移气于不足,神气乃得复。"《素问·举痛论》:"按之则血气散,故按之痛止。"对于腰、背、肩部的软组织损伤,针刺后适当地施用滚揉按压法对治疗有较好的帮助。具体方法是:出针后,以右手掌尺侧及小鱼际处着力,从穴位处顺经筋循行方向滚揉;左手则以拇指及其余四指循经筋提拿,两手配合从上向下推进,可做若干次或至痉挛缓解。臀部则在环跳处加按。

第二节 得气与行气之术

一、针刺得气法的技术——按法

针刺不得气,近代诸书皆云"刺穴未准",大中专教科书亦附会相随。不知《灵枢·行针》对针下"得气"认为:"百姓之气血各不同形,或神动而气先针行,或气与针相逢,或针已出气独行,或数刺乃知,或发针而气逆";"重阳之人,其神易动,其气易往也"。针刺入穴位,气与针逢是产生"得气"的原因。当代针灸学者卓廉士先生曾著专书论证。此气即"卫气"(《营卫学说与针灸临床》)。由于人体的气血盛衰各不相同,神气有易动或不易动之差异。由于患者体质因素不同,个体差异很大。针刺后针下得气的强弱也不相同。有下针即得气者；有数刺乃知者；有重阳易动者；还有出针后，穴位现酸麻胀重等气感者。因之针刺下"气未与针相逢"是针刺不得气的真正原因。因此"候气"就是等候针下与气相逢之机。宋时窦默"真言补泻"之"手指补泻·按法"便是为针下寻气、候气而设的专门技法。临床用之，累试不爽。其云："按：按者，一手捻针无得进退，如按切之状是也。"（《针灸四书》）照此法临床数十年应用，体验方法技术如下（见图4-1）：

1. 针刺入穴位后，设想穴位处皮肤至穴位深部存在着上、中、下三个不同的层次，亦即古人所谓"天、人、地"三个层次。而在上、中、下三个不同层次内，还可以继续分成三个层次。如此，针刺下则可以有若干不同深度的层次。

2. 在针刺下的各个层面都有营卫之气，尤其是卫气的分布和温煦。若刺入之针尚未与气相逢，或者此相逢尚未能引起足够的针感，则为未"得气"。反之即为"得气"。

3. 若针尖到达某适当层面未得气时，试将针稍作停留，轻轻捻转，便会有得气感。若依然未得气，应轻轻把住针体往下加压，让针尖处只加有压力，而不要突破原针尖所在层面，似乎针尖为无锋之杵，只对此层面形成压力。即窦默所谓"无得进退"之意。如此操作，必有酸麻胀重等针感出现。

4. 若上述手法操作仍无气至，再向下一层面，或者稍提起一个层面，细心探求。仿此操作，直至得气为止。

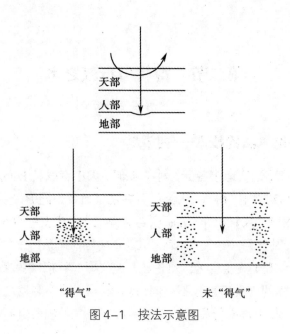

图4-1 按法示意图

5.按法的技术关键,在于给针尖加压而不突破所在层面,让针增加与其相逢的机会。若突破该层面,则丧失与其相逢之机。假若该层面已处于胸壁等重要部位,突破即有"气胸"之虞。

为此王毅刚老师有小诗一首,与诸君共飨:

天人地三步,步步有气流;针入不见气,气未与针逢;

按法分层次,层层细探求;原地多旋按,刺破气难周[1]。

二、针刺"飞经走气(通关过节)"技法

针刺的技术,自古两端,一云"补泻";二曰"飞经走气"。尽管针刺补泻操作之法原本各说不一,但历代依然热衷者不少。今人尊经重古,言必称辨证,自然不敢越"补泻"之雷池。而针刺"飞经走气"之术,研究施行者寡也。

"飞经走气"是针灸临床针刺"守神机"的技术之一。其技术是一整套技术的综合运用。包括针刺术前对患者必要地、正确地诱导,得气方向的判定,操作的具体手法等。

(一)属意病者,诱导暗示于施术之前

张景岳说:"医必以神,乃见无形;病必以神,血气乃行,故针以治神为首务。"医生认真的针刺操作,可以感受到针下细微的变化。患者通过医生言语和行为的调动,针下得气传导的几率就会增加。所以医患双方治神的应用意义,不仅仅是古人的经验之谈,现实临床中也非常必要。通过必要地诱导,不仅可以使患者畏惧针刺的心理得以消除,更可以增强对针刺治疗的信心,更能增强针刺得气的效率,甚至达到针感能通关过节,从而提高疗效。《素问·调经论》说"刺微奈何"时举例说:"按摩勿释,出针示之曰,我将深之,适人必革,精气自伏,邪气散乱,无所休息,气泄腠理,真气乃相得"。就是说,针刺时,将针向患者展示一下。诱导说,我会刺得深一点,让患者精神和机体做好针刺的适应。在这种情况下,患者精神意志的主动适应,不仅有利于针刺技术手法的操作,而且在针刺入后,因为患者精神集中在体会施术者的意图,精气自伏,邪气也随之散于腠理,有利于祛除病邪。而"真气乃相得"即是"气与针相逢""得气"之谓。

---

1 王毅刚老师注释:周,指气的周流和针刺技术行为的周全,行事的顺畅。经脉行气血而营阴阳,濡筋骨利关节,循行往复,无处不在,得气在某层次气与针相逢,本有气感,而过则失矣;另一方面,若此层次处于极处,如大血管,胸膜等,过则针害;发生事故,此事发不周也。

针前诱导和暗示对于初次接受针刺治疗的患者或是对针刺治疗尚有某些疑虑的患者,具有重要的临床意义。早年美国西雅图针灸学者丹尼尔先生对惧怕针刺的外国人施针时,就是大力强调东方针刺治疗术的神奇与微妙。对于"得气"感受的描述,更是惟妙惟肖,说:"针刺入人体穴位后,针下会产生玄妙而特殊的感觉。说似疼,又不是疼;似酸,又不是酸;似重,又不是重;似胀,又不是胀;似压,又不是压;是一种难以名状的复杂感觉,会令人舒适,会对病情治疗有益。这是经络之气在肢体上下流行而引起的针感,可能会向上下某个方向流行、传导和扩张,乃至到达病患的部位。"如此贴近临床又惟妙惟肖的描述,让患者对这特殊的"针感"产生多少渴望和期待!渴望和体验这种奇妙的针感以驱散病魔,渴望这东方的神妙能促使自己康复。

确实,针刺之能与服药不同,针刺可以不药而愈;针刺之术与服药不同,针刺可能会有针刺之痛;针刺之巧与服药不同,针刺术可有即刻不同的感应。而痛与非痛,在于对患者的引导。医者,意也。将可能出现的痛变为不痛,或变为可接受的痛,乃至于更能传化神奇。这善解人意的良性诱导不仅缓解了患者紧张的情绪,也为下一步的针刺技术操作和引领穴位下经气的传导预设了良好的基础。

(二)针前切循按压,导气之流行

切循按压手法,是取得经气感传"飞经走气"的关键技术之一。临床行之,屡见奇效。

切,窦默说是下针前,以大拇指爪甲,于穴位上切按,是减少针刺疼痛的一个步骤。

循,窦默《针经指南》云:"循者,凡下针于属部分经络之处,用手上下循之,使气血往来而已是也。经云:推之则行,引之则止。"(《针灸四书》)具体的作法与要领:当针刺之时,应在下针所属的经络穴位处,以手食、中、无名指及小指相并拢,以指尖之力循着肢体经脉或上或下的方向,轻轻推压皮肤,使患者循着推压方向,产生循经上下的趋同感。施行针刺后,患者便可能会循先前的感觉而引发或强化针感的传导。

(三)细心体认手下之巧,伺机引动神机

针刺手法分成"进针"和"施术"两个阶段。针刺进入穴位得气后,应细心体认针刺层面针下"得气"的范围及扩散的方向。欲操控得气的扩展和走向,可分别采用切循导气法、倒针朝病法、押手前后法、提插盘旋法四法。

1. 切循导气法 针刺入穴位后，以右手指或指甲沿经脉，向病处方向向上或向下循按肢体，力度适中，循至病处重按一下，此种手法与针刺前的"循法"相同。循后捻针，或提插，或捻转。许多患者会出现沿循按走向不同程度的感传，若未感传，再试做2~3遍，成功率较高。

2. 倒针朝病法 进针得气后，再提针使针尖略向病变部位所在方向刺。具体的操作：针刺得气后，可退针，稍向病所方向斜刺，直至针卜之气向上或向下传导。《金针赋》："夫下针之法……初针刺至皮肉，乃曰天才；少停进针，刺至肉内，是曰人才；又停进针，刺至筋骨之间，名曰地才。此为极处……却须退针至人之分，待气沉紧，倒针朝病。进退往来，飞经走气，尽在其中矣。"（《针灸大全》）

3. 押手前后法 施术时，以押手紧压针刺穴位的上下部位来控制针感方向的方法。具体操作：进针得气后，根据病变所在部位，以押手按压住病变部位相反的方向，刺手催针缓缓提插或者捻转。一般来说，按压于针穴上方，可使经气下行；按压针穴下方，可使经气上行。《金针赋》："龙虎升腾之法，按之在前，使气在后；按之在后，使气在前，运气走至疼痛之所。"（《针灸大全》）应用此法时，若与倒针朝病法结合，效果更好。

4. 提插盘旋法 微带捻转的提针谓之盘，微带捻转的插针谓之旋。针刺得气后，视患者对捻转或提插手法的反应来选择或左或右的捻转或提插的方法。有的患者随提插有针感向上向下传导，这时便可运用提插手法；有的患者随捻转手法出现或上或下的传导，便可运用捻转手法。在具体操作时，可将腧穴视为一个圆柱形的孔。行使提插或捻转时，针尖紧靠孔穴的前壁或者后壁旋提或旋插，有一定的控制气感方向的作用。《金针赋》："夫调气之法，下针至地之后，复人之分。欲气上行，将针右捻；欲气下行，将针左捻。"（《针灸大全》）实际上，左右捻转术促发经气上下感传，不必拘泥左上右下。应当视先前针下得气的程度及方向。气来旺者易出现传导，气来弱者传导较差。然后缓慢或左或右捻转探寻。

由于患者的个体差异和当时的临床环境，患者的情志意境等各方面情况的复杂性，以上的几种技术手法，并非每种操作都会百发百中。临床关键在于因势利导，圆机活法。如果单一技术无效者，可以数法并施，大多有显效之能。

参考书目

1. 窦桂芳. 针灸四书 [M]. 北京：人民卫生出版社, 1983.

2. 河北医学院. 灵枢经校释 [M]. 北京：人民卫生出版社, 1982.

3. 南京中医学院医经教研组. 黄帝内经译释 [M]. 上海：上海科学技术出版社, 1981.

4. 卓廉士. 营卫学说与针灸临床 [M]. 北京：人民卫生出版社, 2013.

5. 徐凤. 针灸大全 [M]. 北京：人民卫生出版社, 1987.

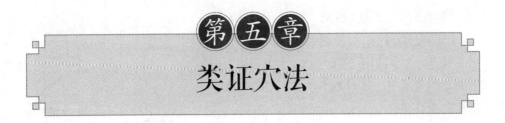

第五章
类证穴法

第一节　痛症

所谓"痛症"是指以疼痛不适为主诉,要求尽快缓解疼痛为主要临床诉求的病症。近年来,多地医院都开设有疼痛门诊或疼痛专科,而且都把针刺镇痛作为普遍采用的方法之一。然而疼痛是多种疾病的一个临床症状。疼痛不适一个简单的感觉,它是一种复杂的、多维度的生理病理状态。涉及患者机体的感觉识别、情绪感受、认知评价等一系列生理反应、心理活动和行为改变。随着医学影像学及相关检查的进步,引起疼痛的病因的诊断并不困难,而治疗方法依然不能一概而论。本节介绍的重点在于能尽快地解除患者疼痛的技术和方法。

一、头痛

头痛是多种外感或内伤疾病常见的一个自觉症状。其以疼痛多见,经常反复发作,并与外感、情绪不佳有关。常见的原因有典型的偏头痛、肌紧张性头痛、神经血管性头痛、精神性头痛、高血压头痛等。

临床表现:头痛常因气候环境或情绪焦虑等引起发作或加重,疼痛部位常不固定,可牵扯扩散至前额或偏侧、枕后部位。但偏头痛最为多见,约占头痛的 2/3。患者自觉症状也较多样,如胀痛、刺痛、跳痛、昏痛、紧缩样痛等,有的涉及眼睛或耳部发胀,颈项部紧张不适。重症患者或伴有心悸、汗出、气促、呕吐恶心等。

【治疗选穴】

体针:百会、四神聪、风池、阿是穴。

（1）前额痛：印堂、上星、合谷。

（2）侧头痛：面动、太阳、外关。

（3）枕后痛：天柱、后溪。

【针刺技法】

（1）印堂：两眉头连线中点。针法：从上向下沿皮刺至鼻根，进针 0.5~1 寸，局部酸胀感可扩散至鼻根。

（2）上星：前发际正中线上 1 寸。针法：顺正中线向前横刺 0.5~1 寸，有局部酸胀感。

（3）太阳：在眉梢与外眼角中间，向后约 1 寸凹陷中。针法：直刺 0.5~1 寸，有局部酸胀感。

（4）面动穴：前发际向头侧延长线与耳尖直上的交点（见图 5-1）。针法：沿皮向眼眶方向横刺 1~1.5 寸，有局部酸胀感。

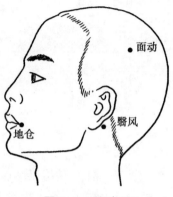

图 5-1　面动穴

（5）百会：头顶正中线与两耳直上连线的交点。针法：沿皮横刺，可向前后或左右进针 0.5~1 寸，有局部胀滞感。

（6）天柱：在项后发际缘，正中线旁开 1.3 寸。针法：直刺 0.5~1 寸，局部酸胀感可向头顶或项部扩散。

（7）合谷：在第一、二掌骨间，约当第二掌骨桡侧之中点取穴。简便取穴法：可以一手的拇指指关节横纹正对另一手的虎口边缘，拇指尖所压处是穴。针法：直刺 0.5~1 寸，有局部酸胀感。若针尖略向手臂方向偏斜刺入或提插，可使针感向上臂传导，则效果更佳。

（8）外关：手背腕横纹上 2 寸，两骨之间。针法：直刺 0.5~1 寸，有局部酸胀感。可略向上斜刺，使针感向上传导为佳。

（9）后溪：轻握拳，在第五指掌关节后、掌横纹尽头处。针法：轻握拳，向掌心方向直刺，深 0.5~1 寸，手掌部有酸胀感。

（10）四神聪：正坐或仰卧，于百会穴前、后、左、右各旁开 1 寸取穴。针法：针尖向前、后均可，平刺刺入帽状腱膜下 3~5 分，针下出现沉紧或涩滞感觉即可。

（11）风池：在胸锁乳突肌与斜方肌上端之间的凹陷中。针法：直刺，针尖向同侧口角方向，勿向上刺，深 0.5~1 寸。有局部酸胀感，并可向头枕及颞部放散。

（12）阿是穴：患者自觉疼痛的点。针法：沿皮横刺。使局部有充分酸胀感。

【临床技法要领】

1. 重刺激、重气至 百会、四神聪、风池穴均为治疗头痛主穴。均须取得较强的针感,强刺激。留针按头痛所在部位配相应穴位。在针刺四肢穴位时,针尖应略向上斜刺或加指循法诱使针感上传。

2. 重视阿是穴的应用 阿是穴是患者主观感觉不适的点,探查时并无多大异常,但按压似可减轻或加重疼痛,治疗时可针刺或艾灸。

3. 细灸条灼灸 取穴:百会、四神聪、风池、太阳、印堂及阿是穴,以细灸条雀啄灸,使热灼皮肤,着肤即去,各穴3~5次,至患者自觉身热,微汗为佳。

4. 穴对及电针的应用 在使用电针治疗仪电脉冲刺激时,连接如下穴对:前额痛电针连接两合谷穴,后头痛电针连接两风池穴,偏头痛连接面动穴、风池穴,施以连续波、中等强度,每次20分钟。

二、三叉神经痛

三叉神经痛是指三叉神经发生病变所引起的头面部剧烈疼痛。

临床表现:为突发性烧灼样疼痛或刺痛。每次发作数秒钟或1~2分钟。一天发作数次,有的可拖延几天。在眼眶上下或鼻翼旁、口角旁、鼻唇沟等处有压痛点或敏感点,触及则引发疼痛或使疼痛加剧,甚者不敢洗脸、刷牙、咀嚼食物或讲话。严重时可见面部抽搐,间歇时可无症状。有的患者还有面部皮肤感觉障碍。

【治疗选穴】

1. 体针 面动、鱼腰、四白、夹承浆、攒竹、下关、合谷。

2. 头针 对侧感觉区下2/5。

【针刺技法】

1. 体针

(1) 鱼腰:在眉毛中央,眼平视时,与瞳孔正对。针法:取穴时,应重压探测穴位处凹陷的走向,刺入眶上裂的凹陷中,或以15°角向眉毛两端左右横刺,向内侧透达攒竹穴下,向外侧透达丝竹空穴下。进针0.5~1寸,有局部胀感。针感有时可扩散至眼球。

(2) 四白:目平视时,瞳孔直下1寸、眶下孔处,按之有凹陷。针法:直刺0.2寸。治三叉神经痛时,针尖宜稍向外上方斜刺,使刺入眶下孔,深2~3分,少提插捻转,刮针柄以保持针感。感应如麻电感,针感可放射至上唇部。

(3) 夹承浆:承浆穴(下颌正中,下嘴唇下方凹陷中)旁开1寸,地仓穴(口角外侧 4 分处)直下,当下颌骨颏孔处凹陷中。针法:直刺 0.2~0.5 寸,有局部酸胀感。治疗三叉神经痛宜找到颏孔,针尖稍向内下方斜刺,进针 0.5 寸,有麻电感传放至下唇部。

(4)攒竹:在眉毛内侧端凹陷中。针法:以 15° 角向外方横刺,进针 0.5寸,刺入眶上孔或切迹,可有麻电感向颈部放射。

(5)下关:闭口取穴。在颧弓下与下颌切迹所形成的凹陷中,于耳屏前颧弓下缘凹陷处取穴。针法:直刺 1 寸,有局部酸胀感。

(6)面动、合谷:参见有关章节。

2. 头针(见图 5-2) 感觉区:为运动区向后移 1.5cm 的平行线。针法:取

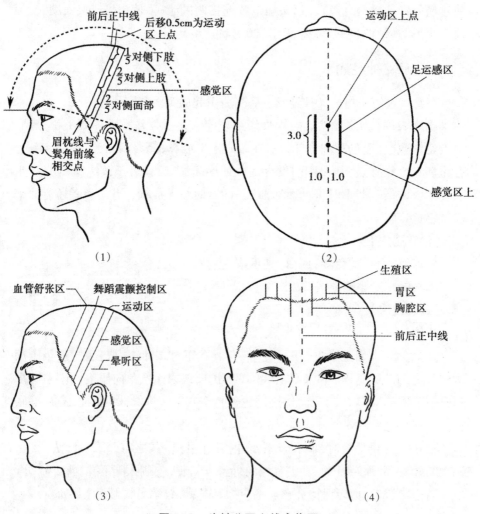

图 5-2　头针分区穴线定位图

下 2/5 处进针,横刺于皮下,快频率、大幅度捻转,觉局部胀痛针感,留针半小时,间歇加强刺激。

【临床技法要领】

1. 重得气、强刺激 按疼痛在眶上、上颌部、下颌部不同区域部位或三叉神经Ⅰ、Ⅱ、Ⅲ分支取穴治疗。如鱼腰、四白、夹承浆,针刺时各穴有针感后捻转或提插催气,要求较强针感。留针 20~30 分钟,在疼痛消失或减轻后出针。一日或隔日 1 次。

2. 细灸条灼灸 发作时采用细灸条灼灸。注意灼灸时应快速点灼,充分灼热内透。取发作局部穴位,如颊车、迎香、鱼腰、夹承浆等,各穴 3~5 次。亦可悬灸,至充分烘热透骨,但勿烫伤、起疱。

3. 头针的应用 取对侧感觉区刺激,针沿皮下透刺,刺激量要大,针感要强,中间可以反复捻转,加重刺激。也可以在患部加悬灸帮助经气畅通。

4. "动留针术"的应用 本病可采取动留针术之叩齿调气法,针后运动能改善局部气血运行、使气机通畅达。直刺合谷,针感要强,或接电针加强针感,同时叩齿,叩齿时宜轻宜慢、逐渐加强,加大口腔活动范围。

5. 穴对的电针治疗 部分三叉神经痛反复发作、顽固难愈,局部反复刺激,反而产生镇痛耐受。可以电针连接面动穴、翳风穴,采用断续波,中强刺激,每次 10~20 分钟。交替变换刺激手段,目的是减轻某种疗法的耐受,可以提高疗效。

三、胁痛

胁痛是指一侧或两侧胁肋部疼痛而言,是临床常见的一个症状。其原因可因扭挫岔气,络脉郁滞;或情志郁结恼怒,气机不顺。也有脏腑疾病所引起,如肝胆结石或炎症等,原因颇多。

临床表现:一侧或两侧胁肋疼痛,有时连及胸背。闪挫岔气者,痛位固定,疼痛如刺,连及胸背、手臂,活动受限,甚至呼吸也引起疼痛加重。由内脏疾病引起者,则疼痛胀闷,时重时缓,平素有肝胆或胰脾等方面的病症。咳嗽发热等肺部疾病患者,则胁痛而气急。情绪郁闷者,痛而太息,饮食不香,干哕,疼痛部位不固定,胀滞走窜。

【治疗选穴】

体针:内关、支沟、阳陵泉、夹脊穴。

【针刺技法】

(1)内关:伸臂、仰掌,在掌腕横纹上 2 寸,两筋之间。针法:针尖略向上斜进针 0.5~1 寸,强刺激,局部有酸胀感,向上传导则效果更佳。亦可透刺支沟穴。

(2)支沟:在手背外侧,腕横纹上 3 寸,两骨间(外关穴上 1 寸)。针法:直刺 0.5~1 寸,有局部酸胀感。若针尖稍向上斜刺,针感可向上传。

(3)阳陵泉:在小腿外侧,屈膝取之,腓骨小头前下方凹陷中。针法:直刺 1~2 寸,有局部酸胀感,并可向下传导至足踝。

(4)夹脊穴:相关肋肋棘突下,脊柱旁开 0.5~1 寸处。针法:针刺沿脊柱旁,针尖略向上斜刺,深 1~1.5 寸,针感可沿脊柱上下或向肋间传导。本病以向肋间传导为佳,可以指循法向痛处引导。

【临床技法要领】

1.“动留针术”的应用　“动留针术”治疗本症疗效颇佳,大多能即刻见效,针刺治疗取患侧内关或阳陵泉任何 1~2 穴即可,针感应强刺激,得气后可让患者做深呼吸或下意识咳嗽等动作。深呼吸至极处时,努力憋气数秒,然后回复自然,或做咳嗽短促、用力振动胸廓,激活局部气机为度。

2. 夹脊穴配阿是穴　对脏腑病变或情志疾病可采用疼痛部位相应夹脊穴配阿是穴的方法,阿是穴沿皮下向后背方向刺,得气后电针连接夹脊穴、阿是穴,采用断续波、中等刺激,每次 10~20 分钟,一日 1 次或隔日 1 次。

四、肋间神经痛

肋间神经痛系指一个或几个肋间部发生的经常性疼痛,并有发作性加剧的一种症状。引起肋间神经痛的原因颇多,可由邻近组织器官的病变所引起,如脊柱、肋骨的病变。带状疱疹常后遗神经痛是本病常见原因之一。

临床表现:肋间神经相应分布区时常出现针刺样或刀划样刺痛。咳嗽、打喷嚏或深呼吸时疼痛加重。痛时胸背部、胁肋部有互相牵扯感,甚而呈束带样疼痛。检查时可发现相应皮肤区的感觉过敏和相应肋骨边缘压痛。

【治疗选穴】

体针:内关、阳陵泉、相应节段夹脊穴、阿是穴。

【针刺技法】

(1)阳陵泉:屈膝,腓骨小头前下方凹陷中。针法:针尖向下,中强刺激,以患者耐受为度,以酸胀感或电麻感向下放散为佳。

(2)夹脊穴:背脊正中线各脊椎棘突旁开 0.5 寸处是穴,或在疼痛发生的相应节段处按压,其压痛点即是该穴(不必拘泥于 0.5 寸)。针法:直刺 0.5~1.2

寸。有局部酸胀感或麻电感,向下或向肋间放散。有针感后,勿再进针,以捻转手法加强刺激,勿用提插手法。

（3）内关、阿是穴:参见有关章节。

【临床技法要领】

1. 重视阿是穴的应用　肋间神经痛虽然牵扯一个或几个肋间,呈放射性痛,取穴时应紧贴肋骨用力深压探查,找到敏感点。针刺时压手抵住相应肋骨进针,刺至骨,然后旋退少许,斜下向肋下缘移动,留针皮下,只捻转,不提插。

2. 细灸条灼灸　对胁肋部阿是穴、夹脊穴施灸,每处 3~5 次,轻触至充分灼热然后移开。也可用悬灸,亦须充分烘热向内透达,15~20 分钟一次。若患带状疱疹,应同时灸治带状疱疹皮损部位。具体方法:视皮损范围大小,在其边缘及其皮损范围内散状施灸。

3. 电针治疗　电针连接阿是穴、所涉及的夹脊穴,采用断续波,中强刺激,一次 15~20 分钟。

五、腹痛

腹痛泛指胃脘以下,肚脐周围及两侧少腹部疼痛而言。腹痛的原因较多,可由多种脏腑疾病引起,如胃痛、肠痈及妇科经、带、胎、产等疾病。本篇重点为饮食积滞及胃肠功能紊乱等。

临床表现:疼痛或缓或急,腹中胀满不适。有的痛而喜暖喜按,有的嗳气频频,矢气得舒。食积或虫积则痛而有形,痛而拒按。

【治疗选穴】

体针:中脘、天枢、神阙、足三里、公孙。

【针刺技法】

（1）中脘:脐上 4 寸,腹正中线上。仰卧取之。针法:直刺 1~1.5 寸,有局部胀感。

（2）神阙:脐窝正中。只灸不针。隔物灸或悬灸至腹内烘热,气畅舒坦。

（3）天枢:脐旁开 2 寸。针法:直刺 1~2 寸,有局部酸胀感,并可扩散至同侧腹部。

（4）足三里:外膝眼下 3 寸。针法:直刺 1~2 寸,局部酸胀感可向上下放散。

（5）公孙:足内侧,第 1 跖骨基底部前下缘,赤白肉际处。针法:直刺 1~1.5 寸,有局部酸胀感,并可扩散至足底。

【临床技法要领】

1. 首选针刺　天枢、足三里、公孙对治疗虚实寒热各种腹痛均有显著疗效。刺激量宜强。单取腹部中脘、天枢，或取腹部穴加下肢足三里、公孙皆可。针刺下肢穴，宜屈腿使腹肌松弛。

2. 重视灸法及 TDP 的应用　腹痛冷痛性质喜温、喜按，得温则缓，多属虚、属寒。以灸为好，或针灸并用。可神阙穴悬灸。配中脘、上巨虚为好，足三里穴也可用。灸至烘热内透，不拘次数。目前普遍采用 TDP 照射代替艾灸，热量大，可调节，辐射面广。可以神阙穴为中心照射，每次 20 分钟为宜。

3. "动留针术"的应用　本病可采取"动留针术"之摩腹运动配合腹式呼吸法。摩腹前双手对掌搓热、捂住腹痛部位并均匀用力，顺时针方向按摩，推动深部肠腑运动疗效更佳。

六、胃脘痛

本病多因情志郁闷、饮食不调所引起，是一种常见的反复发作的证候。俗称"胃气痛""气痛"。

临床表现： 胸胁下、肚脐上部位疼痛。属气痛则见痛连胁肋，频频嗳气，善太息，嗳气得缓；属停食则脘部胀满、嗳腐、噫气，痛而拒按，且有饮食不节史；属虚寒则疼痛缠绵，喜用手按，得暖则减。

【治疗选穴】

体针： 中脘、内关、足三里、阳陵泉。

【针刺技法】

（1）中脘：腹正中线上，脐上 4 寸。针法：仰卧针刺，直刺 1 寸左右，较大幅度捻转，局部有酸胀感。

（2）足三里：屈膝取穴。外膝眼（髌骨下缘，髌韧带外侧凹陷中，又名犊鼻）下 3 寸、胫骨外侧一横指处。针法：直刺，稍偏向胫骨方向，深 1~2 寸。有局部酸胀感。若针尖略向上下偏斜刺入，其针感可向上下放散。

（3）内关、阳陵泉：参见有关章节。

【临床技法要领】

1. 重刺激、重感传　针感是取效的关键，无论点按或针刺，须有持续强烈的感应。针刺本组穴位对胃脘痛疗效显著，针刺内关、足三里穴，针尖略向上斜刺，可较大幅度提插捻转，或以指循法向上循按诱导。所选穴位，不必尽取，先取 2~3 个，如中脘配双内关、中脘配双足三里，痛甚加刺阳陵泉等。属冷痛性质者,可悬灸中脘、足三里穴,烘热充分深透于内,持续 20~30 分钟,可有明显效果。

2."动留针术"的应用　在针刺四肢部内关、足三里或阳陵泉时可采取"动留针术"之摩腹运动配合腹式呼吸法,既能治疗又能保健。要点是:平躺放松肢体,以双手对掌搓热,按压胃脘,然后做深呼吸,吸气时腹部鼓起抵抗手掌压力,呼气时腹部凹下双手顺势深压推摩上腹部;也可以热掌小范围摩腹,以掌根压定上脘,小范围推摩,以舒适为度。对慢性胃溃疡及十二指肠溃疡有远期疗效,但须长时间坚持治疗,一日 1 次。

3. 艾灸及 TDP 的应用　对虚寒性胃脘痛,可参照前腹痛临床技法要领 2,可在中脘、足三里穴悬灸,务必烘热内透,或以 TDP 照射,一日 1 次,每次 20 分钟为宜。

七、胆绞痛

胆绞痛常由胆囊或胆道疾病、各种急慢性炎症或结石等引起。该病发作突然,疼痛剧烈,给患者带来很大的痛苦。

临床表现:突发右上腹剧痛,按之有块,或脘部剧痛,辗转不安,大汗淋漓,甚至出现肢冷而厥,或右腹疼痛拒按,右腿不能伸,或右胁剧痛等,常伴有恶心、呕吐等。

【治疗选穴】

体针:胆囊穴、鸠尾、太冲、内关、夹脊穴、阿是穴。

【针刺技法】

(1)胆囊穴:阳陵泉下 1 寸左右之压痛点最明显处(见图 5-3)。针法:取右侧胆囊穴,直刺 2~3 寸,采用提插捻转刺激手法,针刺得气后可在提插时略向上斜刺,或以指循法至膝关节以上,向上循切诱导使针感上传为佳,留针 10~15 分钟,其间间歇行针,或持续行针至痛减。

(2)鸠尾:前正中线上,脐上 7 寸,当剑突下取穴。针法:以 1~1.5 寸针快速进针至皮下,向中脘方向透刺,行中强刺激,捻转 3~5 分钟,勿提插,留针 15 分钟。

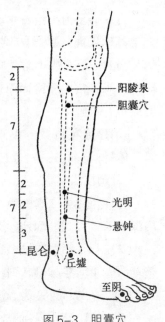

图 5-3　胆囊穴

（3）夹脊穴：胸椎 9~11 棘突下旁开 0.5~1 寸。针法：斜向上刺，针感可向上向下或沿肋间隙传导，若沿肋间传导最佳。可以指循法循切诱导，往往可以成功。

（4）阿是穴：以季肋部相当于胆囊解剖部位在体表的区域为中心向周围寻找压痛点。如有多个压痛点，则选取距中心最近、疼痛最明显的点为穴位。针法：以左手拇指切按，固定痛点，右手持针刺入 0.5~1 寸，用强刺激，使针感放射至整个疼痛部位，不留针。

（5）太冲、内关：参见有关章节。

【临床技法要领】

1. 重刺激、重气至　针刺时强刺激、注重得气及得气后感传是治疗本病的技术关键。上述穴位均有明显的镇痛效果。由于本病在发病过程中疼痛剧烈，多次针刺某穴会有针刺镇痛耐受，故上述穴位可分组治疗，如夹脊穴配阿是穴、鸠尾穴配胆囊穴等。

2. "动留针术"的应用　针刺留针期间，以腹式呼吸法以助镇痛效果。胆囊炎、胆石症等疼痛拒按者，可以咳气。此咳非真咳，试着以沉闷的假咳动作，振动气机，以缓解疼痛。

八、肾绞痛

肾绞痛多为小结石移动引起肾盂、输尿管痉挛所致。

临床表现：突发性刀割样剧烈绞痛。疼痛呈阵发性，每次可持续数分钟、数十分钟，乃至数小时。疼痛从一侧腹部向会阴部、大腿内侧放射，并连及腰胁。患者常因痛剧而面色苍白、出冷汗及恶心呕吐等，严重时可发生休克。有时可有尿血。

【治疗选穴】

体针：肾俞、志室、京门、阳陵泉、夹脊穴、阿是穴。

【针刺技法】

（1）肾俞：第二腰椎棘突下旁开 1.5 寸。针法：斜刺向脊柱方向，针尖略向内深 1~1.5 寸。腰部酸胀感或麻电感向臀部及下肢放散。

（2）志室：第二腰椎棘突旁开 3 寸（即肾俞穴旁开 1.5 寸）。取穴时注意胸腰背部横寸标准：两肩胛骨内侧边缘间为 6 寸，至正中线为 3 寸。针法：直刺 0.5~1 寸，有局部酸胀感，或向臀部放散。本穴深部为肾脏下部，不宜深刺。

（3）京门：卧位，在侧腹部第十二肋骨端下取穴。针法：直刺 0.8~1 寸，侧腹部胀感可向腹后壁或下腹放散。

（4）阿是穴：在患者自述绞痛发作的区域内逐次向周围切按，寻找最明显的压痛点。肾结石疼痛及输尿管上端多在志室、京门附近，输尿管中下段可在中下腹部。

（5）阳陵泉、夹脊穴：参见有关章节。

【临床技法要领】

1. 强刺激、重得气　针刺时强刺激、注重得气及得气后感传是治疗本病的技术关键。针刺肾俞、志室、京门、阳陵泉及阿是穴均有较明确镇痛的效果。

2. 重视配穴及电针的应用　结石在肾区，以夹脊穴配肾俞、志室；结石在输尿管上段，夹脊穴配石门、志室；结石在输尿管下段，可夹脊穴配腹部阿是穴。由于电针刺激可获得持续、可调的针感，可配电针断续波，强度以患者耐受为度，一次20分钟，一日1次或一日2次。

3. "动留针术"的应用　在留针期间，应用"动留针术"不仅有利于镇痛，并可促进结石下移落进膀胱，可采用咳气或深呼吸法。

九、腰背疼痛

腰背疼痛除急性损伤外，多有反复发作的表现。好发于腰背部软组织慢性劳损和某些腰骶部骨关节病变等。

临床表现：腰背部经常性酸痛，时轻时重。常因天气阴冷、气候潮湿和劳累而复发加重。疼痛部位在一侧或两侧腰背，腰骶或臀部以及下肢。多伴有疼痛部位及其牵涉部位的功能活动受限。

【治疗选穴】

1. 体针　天柱、肾俞、腰眼、委中、阿是穴。

2. 头针　足运感区。

3. 腕踝针　下$_5$或下$_6$。

【针刺技法】

1. 体针

（1）肾俞：第二腰椎棘突旁开1.5寸。取穴时，在两髂嵴连线经过处找到第四腰椎棘突，再向上摸到第二腰椎棘突。棘突下缘旁开1.5寸位置是穴。

针法：直刺0.8~1寸，或针尖向椎体方向斜刺。有局部酸胀感，或有麻电感放散至臀部及下肢。勿向外斜刺深，恐伤及肾脏。

（2）腰眼：正坐位，在腰上两旁自然形成的凹陷中，相当于第四腰椎棘突下旁开 3~4 寸处的凹陷中取穴。针法：直刺 1~1.5 寸。腰部酸胀感，有时可向臀部放散。

（3）委中：腘窝横纹中。针法：直刺 1 寸，有局部酸胀感，或麻电感，可上下放散。使用本穴治疗急性腰扭伤时，可在委中部静脉上点刺出血。本穴不灸。

（4）阿是穴：腰痛阿是穴可能有好几个，若在不同部位，皆应取之。若在同一部位，取压痛敏感或变异最明显处。

（5）天柱：参见有关章节。

2. 头针　足运感区：在头前后正中线（即两眉中间至项后正中的连线）的中点旁开 1cm 为起点，向后引 3cm 长的水平线即是。左右各一［见图 5-2（2）］。针法：从正中线中点旁开 1cm 处为进针点，向后横刺，进针 3cm 深。快速捻转，频率约每分钟 200 次。留针过程中间歇捻转，不提插。

3. 腕踝针（见图 5-4）

（1）下$_5$：在下肢外侧面中央，外踝凸起上三横指，相当于悬钟穴（距外踝尖约四横指）水平。针法：以此点为进针点，顺着纹理向上平刺入皮下，约 1.5 寸。松软、平直、无针感为成功。

（2）下$_6$：在下肢外侧面靠跟腱处，与下$_5$点同水平，针法同下$_5$。

一般先用下$_6$，双侧穴都刺，效不佳时再换下$_5$。若疼痛在一侧腰背，取患侧穴位。

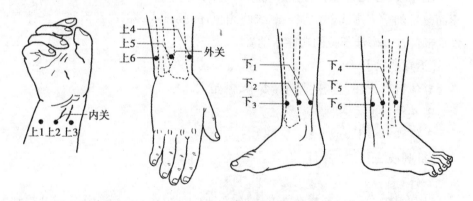

图 5-4　腕踝针取穴示意图

【临床技法要领】

1."动留针术"的应用　针刺上述体针、头针、腕踝针 3 组中任何一组穴位均能收到一定效果,结合动留针术效果会更为显著。在首次接诊针刺时,可单独针刺天柱穴,留针时应用动留针术。腰背做前后屈伸或左右来回侧屈扭转。尤其对引发疼痛加重的重点姿势体位要作针对性的屈伸或扭转活动。每次活动须放松肢体,缓慢活动,至活动受限或疼痛加重处,要停顿数秒,极力抻张或缩屈,然后回复到舒适位,再反复练习,逐步取得效果。由于动留针术需要站立位活动,对患者体力和精力有一点消耗,复诊可俯卧选腰腿部穴位治疗。

2. 阿是穴的应用　处理阿是穴均在俯卧体位下寻找。以手指掌按压,认真查找腰背部疼痛点,并做好标记。若痛点较多,先处理疼痛显著的点,或痛点下触摸到的一些痉挛、僵硬,甚或一些条索状、结节状异常反应物。对痛性结节或腰背部板硬等异常反应物,可采用"合谷刺"技术。即先以 1~1.5 寸直刺阿是穴。得气后,中等强度提插捻转,然后提针至皮下,分别向上、下、或左、右板硬的肌肉组织或痛点反应物,以 45° 角斜刺 1~1.5 寸,提插捻转,以促使腰肌痉挛缓解。另一法:可在阿是穴内分别向硬结深部不同方向刺入 2~3 颗针,做提插捻转手法,即《灵枢》之谓 "状如鸡足",以松解皮下结节与肌肉痉挛。

在治疗过程中,背部阿是穴会减少或变化。每次治疗,都要认真处理,至清理干净,乃至痊愈。

3. 温灸及热疗的应用　对腰背部冷痛的患者,可加用灸法。用粗艾条悬灸或 TDP 治疗仪照射。务使充分烘热内透,烘热感要能透达深层组织。

4. 电针的应用　腰背部肾俞、腿部委中穴可连接电针治疗仪,选用脉冲断续波,患者感中等强度的腰部肌肉振动为宜,以较好缓和肌肉的痉挛。也可连接肾俞与阿是穴。采用电针仪治疗,每次 1~2 组为宜。多则损伤。

十、坐骨神经痛

坐骨神经痛是指坐骨神经通路及其分布区的疼痛。CT 和 MRI 在临床上的普遍采用,坐骨神经痛的诊断相对容易和准确。

临床表现:一侧腰腿呈放散性及牵扯性疼痛。疼痛多见一侧腰、臀、大腿后侧、小腿外侧和足跟,并从腰或臀开始,有如烧灼样或刀割样。患者常有腰腿活动受限制,咳嗽、打喷嚏等均可引起疼痛加重。腰、臀、腰窝、小腿后侧及外侧,足跟部有压痛。

【治疗选穴】
体针:腰 4、5 夹脊穴、环跳、秩边、殷门。

【针刺技法】

（1）腰4、5夹脊穴：第四、五腰椎棘突旁开0.5~1寸范围内的敏感点是穴。针法：直刺1~2寸，有局部酸胀感，并可向下肢放射。得气后以快速小幅度提插捻转加强刺激。

（2）环跳：在股骨大转子最高点与骶骨裂孔连线的外1/3与内2/3交界处。取侧卧位，屈腿取之。针法：直刺，针尖向前阴方向深刺2~3寸，有局部酸胀感，并以麻电感向下肢放散为佳。若无放射感，提针稍调整针尖方向再刺。得气后以快速小幅度提插加强刺激，以患者能忍受为度。

（3）秩边：在骶骨裂孔（位于骶骨下角背部正中，其两旁有骶骨角突起形成一凹陷，与两侧骶后上棘几乎成一等边三角形）旁开3寸，俯卧取穴。针法：直刺，进针2~3寸，有局部酸胀感或麻电感向下肢放散。

（4）殷门：俯卧取穴，承扶穴（在大腿后侧正中，臀横纹中点处）直下6寸。针法：直刺2~3寸，有局部酸胀感。

【临床技法要领】

1. 按疼痛起始部位选穴 根性疼痛以腰4~5夹脊穴为主，配合殷门、阳陵泉、阿是穴；干性疼痛以环跳、秩边、阿是穴为主。无论根性疼痛或是干性疼痛，针刺务必得气并获得上下感传，无感传时可适当变化针尖方向、小幅度提插，得气后手法宜强，以缓解疼痛，一日1次或一日2次，留针15~25分钟。或结合电针治疗，根性疼痛以夹脊穴连接殷门，干性疼痛以环跳连阳陵泉，采用断续波，中强刺激。

2."动留针术"的应用 本操作应在患者取针后进行。患者取侧卧位，患腿在上，下腿伸直，腰部放松，医者用手帮助患者患腿做前后屈伸来回。尤其对引发疼痛加重的姿势体位要作针对性的屈伸，在受限位置稍停顿数秒钟，如此反复操作数次。在治疗结束后，须再行放松肢体，患者做缓慢弯腰、侧屈抬腿或行走等活动5分钟。

第二节 痹证与损伤

一、痹证

痹证是指肢体关节的酸、痛、麻木、重着与屈伸不利而言。现代医学的风湿性关节炎、类风湿关节炎等均属于本证范围。

临床表现：肢体关节酸胀疼痛，时发时止，反复发作，常因天气变化而复发加重。疼痛可为游走性，亦可固定于躯体某些关节或部位。疼痛性质可为冷痛、热痛和重着等。属冷痛者，喜暖而恶寒，得热则减；属热痛者，局部发热肿胀，关节附近可有结节或红斑；属重着酸痛者，缠绵难愈。患者可有关节变形，关节活动受限，甚而僵硬。

【治疗选穴】

体针：按病变部位选穴。

（1）肩部：肩髃、肩髎、天宗。

（2）肘部：曲池、外关、天井。

（3）腕部：阳池、阳溪、腕骨。

（4）腰背部：腰阳关、肾俞、夹脊穴。

（5）髋部：环跳、居髎、悬钟。

（6）膝部：犊鼻、内膝眼、膝下、阳陵泉。

（7）踝部：丘墟、解溪、足三里、照海。

（8）掌指部：合谷、四缝、上八邪。

（9）足跖部：公孙、下八风。

【针刺技法】

（1）肩髃：三角肌上部的中点，肩平举时在肩前呈现的凹陷中。针法：直刺向腋窝方向，深1~1.5寸，有局部酸胀感。

（2）肩髎：肩髃穴后凹陷，肩峰突起外后方。针法：臂外展，沿肩峰与肱骨大结节间向腋窝直刺1~1.5寸。有酸胀感扩散至整个关节腔。

（3）天宗：肩胛冈下窝的中央凹陷中。针法：直刺或向周围痛点透刺，有局部酸胀感。

（4）曲池：曲肘，肘横纹外侧端。针法：直刺0.5~1寸，有局部酸胀感，并向上下放散。

（5）外关：手背腕横纹上2寸。针法：治肘部疼痛时针尖略向上斜刺，使针感传导至肘。

（6）天井：屈肘时，在肘尖（尺骨鹰嘴）上方1寸许凹陷中。针法：直刺0.5~1寸，有局部酸胀感。

（7）阳池：伏掌，第三、四掌骨直上，腕背横纹，筋腱外侧凹陷处。针法：直刺0.3~0.5寸，或针尖向左右探刺。局部酸胀感可扩散到整个腕关节，有时向手指放散。

（8）阳溪：腕背横纹桡侧，拇指向上翘，两筋之间凹陷中。针法：直刺0.3~1寸，有局部酸胀感。

（9）腕骨：轻握拳，手背尺侧，当第五掌骨后，腕横纹前凹陷中。针法：直刺0.5~1寸。腕部有酸胀感。

（10）腰阳关：在第四腰椎棘突下。针法：直刺，针尖略向上，深1寸，有局部酸胀感。

（11）肾俞：第二腰椎棘突旁开1.5寸处。针法：向脊柱斜刺，深1~1.5寸。腰部有酸胀或麻电感，并可向臀部及下肢放散。若腰部板硬，应直刺，并向周围敏感点探刺。直刺或向外探刺均勿过深，以免刺伤肾脏。

（12）夹脊穴：疼痛部位相应腰背夹脊穴。针法：胸背部浅刺1寸许，腰部1~1.5寸。然后用捻转针法，强刺激。针感循脊背上下传导。

（13）环跳：在股外侧部，侧卧屈股，当股骨大转子最凸点与骶骨裂孔的连线的外1/3与中1/3交点处。针法：直刺后向周围痛点探刺，深2~3寸，髋、臀部有酸胀感。

（14）居髎：侧卧位时，在髂前上棘与股骨大转子最高处连线的中点处。针法：向髋关节方向进针2~3寸，有酸胀感向髋关节扩散。

（15）悬钟：小腿外侧，外踝尖上3寸，腓骨后缘。针法：向上斜刺0.5~1寸，有局部酸胀感，并向上传导。

（16）犊鼻：膝部，髌骨下，髌韧带外沿凹陷中。

（17）内膝眼：对犊鼻，髌韧带内侧凹陷中。

（18）膝下：取穴同内外膝眼，正当髌骨下缘，髌韧带正中。

膝部三穴针法：内膝眼稍向外刺，犊鼻稍向内刺，膝下直刺，透向关节腔内，使整个膝部酸胀，深度1~1.5寸，强刺激（见图5-5）。

（19）阳陵泉：针法：膝部疾病直刺或针尖稍向上偏斜；足踝部疾病针尖稍向下偏斜，使针感向上或向下传导。

（20）丘墟：外踝前下方凹陷中。针法：足自然背屈，在外踝前下方凹陷中进针，向内踝下沿透刺，可透达内踝下照海穴，深1~1.5寸，有局部酸胀感。

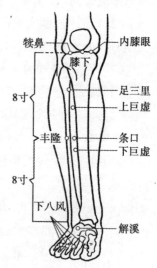

图5-5 膝部三穴

（21）照海：内踝尖直下 1 寸处。针法：直刺 0.5~1 寸，有局部酸胀感，并向小腿及整个踝部放散。

（22）解溪：踝关节前横纹中点，两筋之间。针法：直刺向关节腔，深 0.3~0.5 寸，再向左右侧透刺，约 1 寸许，局部或整个足踝有酸胀感。

（23）足三里：参见有关章节。

（24）四缝：第二、三、四、五手指掌面第一、二指关节横纹中点。针法：点刺针法，挤出少量黏液。

（25）上八邪：微握拳，手背各掌指缝赤白肉际。针法：斜刺向掌心方向，深 0.5~1 寸，有局部酸胀感，有时电麻感可扩散至指端。

（26）合谷：定位参见有关章节。针法：直刺，强刺激 1~1.5 寸。

（27）公孙：定位参见有关章节。针法：直刺 1~1.5 寸，有局部酸胀感并扩散至足底。

（28）下八风：各足趾间赤白肉际。针法：斜刺向足掌心方向，深 0.5~1 寸，有局部酸胀感，并向足趾放散。

【临床技法要领】

1. 阿是穴的应用　"阿是穴"运用于软组织损伤疾病，叫法名称各不相同，如"皮肤反应点""阳性反应物""触发点""运动点（包括神经运动和肌肉运动点）""有效点""反射点"等，是肌肉组织中变性的部位。往往由疼痛、外伤或其他各种原因引起肌肉痉挛或肌筋炎症；以手指掌按压，病变部位局部压痛明显，皮下可触及压痛点，或肌肉硬结、条索状异常反应物。多分布于关节囊、肌腱、韧带以及筋膜等神经分布丰富的部位。针对肩、腰背、髋等肌肉丰厚的部位，可采用"合谷刺"技术，先以 1~1.5 寸针直刺阿是穴，得气后提针至皮下，分别以 45° 角向上、下、左、右阳性反应物斜刺，提插捻转，以促使局部松解。对腕、膝、踝等部位，可采用"官刺"技术，先用手指按压找准关节囊、肌腱、韧带上的触发点，以 1~1.5 寸针直刺或 45° 角斜刺阿是穴，刺中筋腱和韧带。中等强度捻转，酸胀感扩散整个关节。

2. 温灸及热疗的应用　冷痛喜暖者，可加用灸法。用粗艾条悬于治疗部位处施灸或 TDP 治疗仪照射。以充分烘热内透深层组织为度。

3. 电针的应用　电针连接阿是穴、一个经穴，选脉冲疏密波，患者感中等强度的治疗部位组织振动为宜，达到松解反应点的作用。

4. 用穴原则　各组穴位不必尽取，取 1~2 个为宜，下次治疗可变换穴位。

二、颈椎病

颈椎病是中老年常见的颈椎及其软骨、软组织的退行性病变。

临床表现：颈项部或颈肩部酸胀不适或疼痛，压痛、颈项转动不利，甚至眩晕、耳鸣、肢麻。有的一侧手臂发凉。临床症状因颈部的活动而加重或减轻。

【治疗选穴】

体针：颈夹脊、天柱、风池、新设、阿是穴、后溪。

【针刺技法】

（1）颈夹脊：俯伏坐位，当低头屈颈时，颈项后正中可触及颈椎 3~7 椎棘突隆起。颈椎棘突旁开 0.5 寸左右触按有压痛、结节等敏感点。针法：直刺 0.3~0.5 寸，有局部酸胀感，并向颈臂部放散。得气后，用捻转手法，其强度及频率以患者耐受为度。

（2）天柱：在项后发际缘，正中线旁开 1.3 寸。针法：直刺 1~1.5 寸，捻转提插至颈项部明显酸胀感。

（3）风池：在胸锁乳突肌与斜方肌上端之间的凹陷中。针法：直刺，针尖向同侧口角方向，勿向上刺，深 0.5~1 寸。有局部酸胀感，并可向头枕及颞部放散。

（4）新设：第 3、4 颈椎棘突间旁开 1.5 寸，相当于风池穴直下（见图 5-6）。针法：直刺 0.5~1 寸，有局部酸胀感，有时向颈臂放散。

（5）阿是穴：多见于耳后颈项部，尤其第 4~6 颈椎旁。重压时可有放散痛，有的压痛处可触及硬结。针法：对准压痛点或硬结直刺，得气后用较快频率、小幅度捻转，然后提针向周围痉挛肌肉透刺，针刺深度掌握在 1 寸以内。

（6）后溪：在手掌横纹外侧端，第五指掌关节后侧。针法：取半握拳，向掌心方向直刺 0.5~1 寸，手掌部有酸胀感。

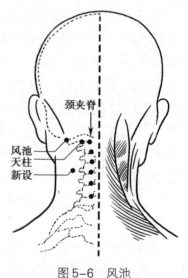

颈夹脊

风池
天柱
新设

图 5-6　风池

【临床技法要领】

1. 重视手三阳远端配穴　若放射性疼痛在手臂外侧，取合谷；在后侧，取后溪；在臂外正中，取外关。针刺远端穴，针尖略向上斜刺，针感可向上传导。

2. 针刺结合点按可提高疗效 医者以大拇指指端按顺序分别按压风府穴、大椎穴、至阳穴，每穴 0.5~1 分钟，点揉第 1 胸椎至第 7 胸椎两侧夹脊穴、膀胱经腧穴，反复三遍，力量以患者出现局部温热、酸胀、传导为度。点按时动作要轻快，先轻后重，使痉挛的肌肉松解。

3. 温灸或 TDP 热疗的应用 用粗艾条悬于大椎穴处施灸，务使烘热内透，持续 20~30 分钟，以患者舒适为度。在针刺留针过程中，若采用 TDP 照射，以患者舒适为度。

4."动留针术"的应用 采取"动留针术"之伸展运动法。取后溪以 1.5 寸针直刺，强刺激。得气后留针。令患者主动做颈项部前、后、左、右、屈伸、侧屈或旋转等运动，尤其在功能活动受限处稍作停顿努力争取突破原受限范围，缓慢回到原始位置，如此反复活动。留针期间，间歇捻针。

三、肩周炎

肩周炎俗名"漏肩风""肩凝症""五十肩"，是肩关节周围组织的慢性劳损。好发于 50 岁以上的患者。

临床表现：肩关节部疼痛、牵扯，肩关节活动受限，上臂不能上举、后伸，常影响穿衣、梳头等日常生活。久则有肩关节周围组织粘连，进而肩部肌肉萎缩。

【治疗选穴】

1. 体针

（1）天柱、肩井。

（2）条口、承山。

（3）肩髃、肩髎、肩贞、肩内陵、阿是穴。

2. 腕踝针 上$_5$、上$_6$。

【针刺技法】

1. 体针

（1）条口：在犊鼻下 8 寸（犊鼻至外踝尖 16 寸，条口在中点）、胫骨外缘。针法：直刺 1~1.5 寸，有局部酸胀感，并向上下放散。也可直接向承山穴透刺，称"条口透承山"。

（2）承山：在小腿人字纹处。针法：直刺至局部酸胀感。

（3）肩贞：臂下垂，腋后纹头上 1 寸。针法：直刺 1~1.5 寸，有局部酸胀感。

（4）肩内陵：臂下垂，肩前腋纹头与肩髃穴连线的中点处（见图5-7）。针法：向肩后直刺1~1.5寸。有局部酸胀感，并向手背放散。

（5）天柱、肩井、肩髃、肩髎、阿是穴：参见有关章节。

2. 腕踝针

（1）上₅：腕背横纹上2寸处（相当于外关穴）、腕背中央（见图5-4）。针法：向肩关节方向沿皮横刺。

（2）上₆：平上₅，腕背尺骨边缘（见图5-4）。针法：向肩关节方向沿皮横刺。

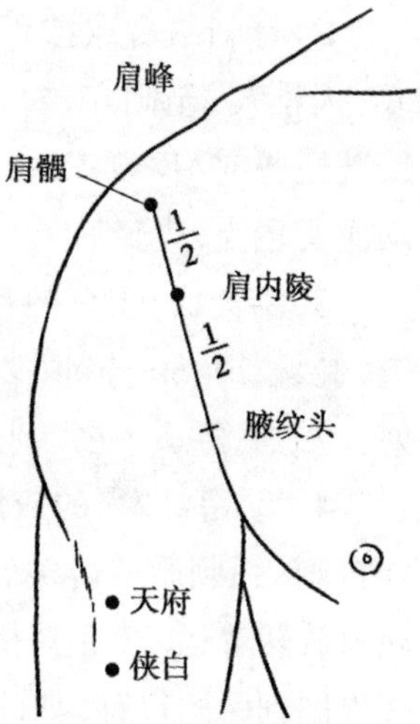

图5-7　肩内陵

【临床技法要领】

1. "动留针术"的应用　单刺天柱或针刺条口透承山，用捻转手法，中强刺激。同时配合动留针术，留针时让患者活动肩关节，如做举臂、抬肩、背伸、外展等动作。活动时节奏宜缓慢，要努力超过原有活动范围，在功能受限处停顿保持数秒，缓慢回到原始位置。对举臂和背屈同时疼痛的患者，可在充分举臂上抻达到极点时，加做手掌背屈，如推掌的动作，停顿数秒。如此反复练习。留针期间，间歇捻针。每次治疗20~30分钟。

2. 认真处理阿是穴　患者取坐位，用手指按压，认真查找肩部疼痛点，若痛点较多，先处理疼痛明显的点，有的痛点下可触及到痉挛硬结或条索状反应物。对异常反应物，可采用"恢刺"技术。即先以1~1.5寸毫针直刺或斜刺阿是穴，中等强度提插捻转，得气后，提针至皮下改变方向或前或后提插捻转运针，以缓解肌肉的痉挛。

3. 点按推捏有利于恢复　针后，在痛点或痉挛硬结等阳性反应点用手指掌按压、推揉，提捏肩带肌，动作要轻快，先轻后重。反复做3~5次。较好松解肌肉痉挛。

4. 温灸及热疗应用　对肩部冷痛的患者，可用粗艾条于阿是穴处悬灸或TDP治疗仪照射，务使烘热充分透关节腔和肩胛骨内，注意不要灼伤。

5. 电针的应用　电针连接肩部阿是穴，选择脉冲断续波，强度以患者最大耐受，肩部肌肉振动为宜，能较好缓和肌肉的痉挛和松解局部粘连。采用电针仪治疗，每次1~2组为宜。

四、网球肘

网球肘即肱骨外上髁炎，或肱桡滑囊炎。常因前臂旋转用力不当，致使前臂伸腕肌起点处损伤。

临床表现：肘关节外侧疼痛，前臂用力握物、提物、旋转均可使加重。检查时，肘关节外侧、肱骨外上髁、肱桡关节和桡骨头前缘等处可有压痛点。

【治疗选穴】

1.体针　阿是穴、曲池、手三里。

2.腕踝针　上$_5$、上$_6$。

【针刺技法】

1.体针

（1）手三里：屈肘，掌心向内，由曲池穴向拇指方向 2 寸处。针法：直刺0.5~1 寸。有局部酸胀感，有时扩散至前臂。

（2）阿是穴：局部压痛点。针法：直刺后多方向透刺。使局部有充分酸胀感。

（3）曲池：参见有关章节。

2.腕踝针　上$_5$、上$_6$：针刺技术手法见"三、肩周炎"（见图 5-4）。

【临床技法要领】

1.阿是穴的应用

（1）多向刺：以 1~1.5 寸针直刺阿是穴，得气后提针至皮下，分别向上、下、左、右以 45° 角斜刺，以松解局部粘连。

（2）齐刺法：即先用 1~1.5 寸针在痛点正中直刺一针，再在其左右（上下）各斜刺（直刺）一针。由于三针齐下，故名齐刺，又名三刺。要求肘部充分酸胀感，即气至病所。由于多针齐下作用于患处局部，可以增强针感，疗效明显。

（3）弹拨：以手指按压、拨离肘部高骨上或骨缝中可触及痛点，或痛点下的小结节。

2.温灸的应用　用粗灸条对准阿是穴悬灸或行雀啄灸，持续 25~30 分钟以上。或切直径 2~3cm，厚 0.5~1cm 的姜片放于阿是穴，艾炷放于姜片上点燃，使热力慢慢向下透达直至燃烧完为一壮，每次 3~5 壮。要热力向内透达整个肘部。注意勿过烫引起皮肤损伤。本病针灸结合治疗有较好疗效，一般先针后灸。

五、腕管综合征

腕管综合征多由局部外伤所引起。

临床表现：患手手指麻木刺痛，尤以拇、食、中指为甚。呈刺痛或烧灼样，夜间加剧，甚至于睡眠中痛醒。压迫手腕或被动背伸腕关节时，疼痛更甚，并向手指放散。病程长者，可致鱼际肌萎缩和手指感觉迟钝。

【治疗选穴】

1. 体针　大陵、曲池。

2. 腕踝针　上$_2$、上$_5$。

【针刺技法】

1. 体针

（1）大陵：仰掌，腕掌横纹正中两筋间。针法：直刺 0.3~0.5 寸。有局部酸胀感并向指掌部放散。

（2）曲池：定位参见有关章节。针法：直刺或微向腕部偏斜，深 1~1.5 寸，中强刺激。有酸胀或麻电感向腕部传导。

2. 腕踝针

（1）上$_2$：相当于内关穴（见图 5-4）。针刺时，应沿皮下向腕部进针。

（2）上$_5$：相当于外关穴（见图 5-4）。针刺时，应沿皮下向腕部进针。

【临床技法要领】

1. 阿是穴的应用　在腕部周围寻找反应明显的阿是穴，可采用"官刺"技术，先用手指按压找准关节囊、肌腱、韧带上的痛点或触发点，以 1~1.5 寸针直刺或 45°角斜刺阿是穴，刺中筋腱和韧带。中等强度捻转，酸胀感扩散整个关节。同时，与针 45°角用粗艾条对准阿是穴悬灸或行雀啄灸，使腕部酸胀烘热透达。

2. "动留针术"的应用　采用腕踝针刺法或针刺曲池穴，可结合腕的运动。针刺曲池时，应使针尖略向腕部方向斜刺，使针感传至腕部。同时让患者腕部屈、伸、外展、内收、旋转缓缓活动，要努力超过原有活动范围，保持数秒，缓慢回到原始位置，如此反复活动。留针期间，间歇捻针。每次治疗 20~30 分钟。

六、腱鞘炎

腱鞘炎是长期使用手指和腕部力量的劳动者因外伤或慢性劳损所引起。

临床表现: 桡骨茎突狭窄性腱鞘炎见腕部疼痛,握拳转腕可使疼痛加重,尤其外展时疼痛更甚。拇指运动无力,拇指活动时可有摩擦感或弹响。

屈指肌腱腱鞘炎多发生在拇指、中指、无名指,尤以拇指为常见。局部疼痛,有时向腕部放散。患指伸屈活动障碍,常需另一手帮助扳动才能伸展或屈曲。活动患指常伴发弹响。

【治疗选穴】

体针: 阿是穴(患部疼痛最明显的点)、阳溪、合谷。

【针刺技法】

各穴针刺技法:参见有关章节。

【临床技法要领】

1. 阿是穴的应用　以手指按压寻找患部疼痛最明显点,用 1~1.5 寸针直刺得气后再提至皮下,向周围组织上、下、左、右 15° 角平刺,使酸胀麻感向四周放射,中强刺激。

2. 电针的应用　电针连接阳溪、阿是穴,选用疏密波,中强刺激强度,以局部肌腱振动为宜,能较好松解局部粘连。采用电针仪治疗,每次 1~2 组为宜。

3. 温灸的应用　用粗艾条对准阿是穴悬灸或行雀啄灸,持续 25~30 分钟以上。或切直径 2~3cm,厚 0.5~1cm 的姜片放于阿是穴上,艾炷放于姜片上点燃,使热力慢慢向下透达直至燃烧完为一壮,每次 3~5 壮。要热力向内透达整个腕部。注意勿过烫引起皮肤损伤。本病针灸结合治疗有较好疗效。

七、腱鞘囊肿

腱鞘囊肿是指关节囊或肌腱附近某些组织的黏液变性所形成的囊肿。有单房和多房之分。本病发生与各种急、慢性外伤关系密切。

临床表现为:局部隆起,时伴有酸痛、乏力,多见于腕关节背面,足背、膝的内外侧、腘窝内亦可发生。按之呈核状,边界清楚,稍有滑动。当囊肿内充满液体时,则按之较坚硬。

【治疗选穴】

体针　阿是穴。

【针刺技法】

阿是穴　囊肿局部。

【临床技法要领】

针后重力挤压囊肿　在囊肿局部皮肤以 75% 酒精常规消毒,用毫针在囊肿四周刺入,针尖要针透囊肿斜壁向囊肿基部,然后在囊肿正中部加刺一针至基部,用强刺激手法,以患者耐受为度,留针15分钟。出针后用酒精棉球加压,按2~3分钟。或以三棱针在囊肿的最高点垂直进针,进针后针尖向四周做旋转式刺激,勿用力过猛。出针后及时在针孔四周挤压,放出胶状黏液,挤压干净,消毒,用挤干的酒精棉球压迫包扎,3日后取下包扎。

八、膝部软组织损伤

膝部软组织损伤是指膝关节周围肌腱、韧带、脂肪垫、软骨等因外伤或劳损所引起膝部的疼痛和活动受限而言。

临床表现:膝部损伤后局部肿胀、疼痛,膝关节伸屈、内收、外展等功能受限,动时疼痛加重。患者行路时,膝关节乏力,"打软腿"。下蹲、坐起、小腿内旋、外旋用力感到困难。活动时自觉膝关节弹响。

【治疗选穴】

1.**体针** 犊鼻、内膝眼、阿是穴、阳陵泉。

2.**腕踝针** 下$_3$、下$_4$。

【针刺技法】

1.**体针**

(1)阿是穴:膝关节软组织损伤压痛点。针法:向痛点直刺,得气后提针多方向透刺。

(2)犊鼻、内膝眼、阳陵泉:参见有关章节。

2.**腕踝针**

(1)下$_3$:腿胫下段,先找到胫骨嵴,偏内侧1cm,平三阴交穴水平位(见图5-4)。沿向上横刺。

(2)下$_4$:腿胫前偏外侧,胫骨嵴与腓骨前缘的中点,平悬钟穴水平位(见图5-4)。沿向上横刺。

【临床技法要领】

1.**"动留针术"的应用** 取腕踝针时,不能有胀痛感,针应顺肌腠纹理轴线平直进针。进针后应留针20分钟,并让患者同时缓缓伸屈活动膝关节。

2.**电针的应用** 电针连接犊鼻、阿是穴,选用脉冲疏密波,中等刺激强度,局部振动为宜,使酸胀感传达膝部内,能较好松解痉挛。

3.**温灸及热疗的应用** 用粗艾条悬于治疗部位2~3cm处施灸或TDP治疗仪照射。以充分烘热内透、患者耐受为度。

九、腿转筋

小腿转筋是指突然发作的腓肠肌强直性痉挛。

临床表现：常因寒冷刺激、或小腿用力过度、或某种姿势持久或姿势不当而突然发作的小腿强直性痉挛，不能自由屈伸，牵扯而酸痛，一般持续数十秒至数分钟，有时也可连及大腿向上向下的痉挛，常反复发作。

【治疗选穴】

体针　合阳、承山、承筋、阳陵泉、后溪。

【针刺技法】

（1）合阳：小腿后侧，委中穴直下 2 寸，当腓肠肌两头之间。针法：直刺 1~1.5 寸，局部酸胀感。

（2）承筋：小腿后侧，合阳穴与承山穴连线的中点，当腓肠肌的中央。针法：直刺 1~1.5 寸，局部酸胀感。

（3）承山、阳陵泉、后溪：参见有关章节。

【临床技法要领】

1. **针刺的应用**　发作时用 1.5 寸针直刺双侧后溪穴，提插捻转使酸麻胀感向手指放射，强刺激手法，痉挛可立即缓解。其余各穴进针后运用提插手法使针感放射到足底，留针 30 分钟。

2. **温针灸的应用**　在针刺承山的同时，实施温和灸，使热力通过针体透达肌肉内，达到解痉缓急止痛之效。或以 TDP 治疗仪照射，热力温和舒适为度。

3. **点揉捏按的应用**　发作时用大拇指摸索腘窝下及两边硬而突起的肌肉的主根（合阳、承筋、承山处），然后用力点按压，用手掌搓揉周围肌肉，使肌肉放松，疼痛消失。

十、踝部软组织损伤

踝部软组织损伤多见于踝关节韧带扭伤。

临床表现：扭伤后局部肿胀、疼痛、乏力，活动障碍，以至步行困难。踝关节周围有明显压痛点。

【治疗选穴】

1. **体针**　阿是穴、悬钟、阳陵泉、丘墟。

2. **腕踝针**　下$_5$。

【针刺技法】

1. 体针

（1）阿是穴：踝关节软组织损伤的压痛点。针法：向痛点直刺，得气后提针多向透刺。

（2）悬钟、阳陵泉、丘墟：参见有关章节。

2. 腕踝针 下$_5$：相当于悬钟穴（见图5-4）。针法：针刺时按法操作，针尖方向应向踝部顺纹理平直横刺，有针感出现。

【临床技法要领】

1. 体针针刺的应用 针感应强烈，以患者耐受为度。以1.5~2寸的针直刺阳陵泉，向阴陵泉透刺，或进针2寸，使针感向下传导到踝部。无传导则用指循法。悬钟针刺时，针尖可微向下斜进针，可使针感向下传导至踝部，使气至病所。

2. 点按的应用 先压阳陵泉、悬钟各1分钟，使酸胀感持续。然后局部推揉2~3分钟，再以爪切法对肿胀部分分割切按。如此反复操作数遍，效果比较明显。爪切因作用于痛处，应嘱患者配合。

3. "动留针术"的应用 针刺得气后留针，帮助患者做踝关节活动，并做背屈、外翻、内翻等动作，在活动最痛处时，停顿1~2秒再继续活动，以争取突破受限范围，每分钟3~5次，每次活动均可见活动范围加大，患者疼痛明显减轻。

4. 拔罐的应用 肿胀明显可以闪火法拔罐。先在肿胀处浅刺后拔罐，有少量淤血流出，肿胀减轻。

十一、足痛

足部疼痛常由损伤及劳损引起。如跟骨骨刺、跟部滑囊炎、跟腱炎、跟垫炎、跟骨骨折等。跖痛则常因足横弓劳损。

临床表现： 足底或足跟部疼痛，行走或站立时加重，松弛时可见减轻。跖痛则见跖骨头下灼痛。有时可至小腿或足背。局部可触及压痛点。

【治疗选穴】

1. 体针 风池、阳陵泉、承山、丘墟、阿是穴。

2. 腕踝针 下$_1$、下$_4$、下$_6$。

【针刺技法】

1. 体针

（1）风池：在枕骨粗隆直下凹陷中，两筋之间。针法：直刺或向对侧口角方向直刺 0.5~1 寸,局部有酸胀感。快速捻转 5~10 次,留针 30 分钟,并间歇捻转数次,以患者耐受为度。

(2)丘墟:采用丘墟透照海技法。足背自然屈曲,外踝前下凹陷中心处向内踝下缘方向。针法:直刺 0.5~1 寸,有局部酸胀,并可向小腿及足底放散。

(3)阳陵泉、承山、阿是穴:参见有关章节。

2. 腕踝针

(1)下$_1$:内踝尖上 3 寸,靠跟腱内缘,平三阴交穴(相当于下$_2$,见图 5-4)。针法:向下足踝方向平刺。

(2)下$_4$:外踝尖上 3 寸,胫骨嵴与腓骨前缘的中点处(见图 5-4)。针法:向下足踝方向平刺。

(3)下$_6$:外踝尖上 3 寸,靠跟腱处(见图 5-4)。针法:向下足踝方向平刺。

【临床技法要领】

1. 单穴针刺配合点按揉动 单穴针刺配合点按揉动提高疗效,如风池、丘墟透照海、阳陵泉、腕踝针等,任选一穴,依法操作,针刺则针感应强烈,以患者耐受为度。同时手指点揉按足部阿是穴,并活动足踝和足掌。每次治疗 20 分钟,一日 1 次。

2. 电针的应用 电针连接阳陵泉、丘墟透照海或足部阿是穴,用连续波、中等度刺激。

3. 温灸的应用 用粗艾条悬于阿是穴上 2~3cm 处施灸,持续 20 分钟以上,温灸至烘热透骨。

十二、落枕

落枕是颈部软组织损伤的一种常见病症,多因睡眠时颈部位置不适或局部受凉、扭伤所致。

临床表现:颈项部强直酸痛、活动不利,不能转侧及回顾。发病重者,甚至头前倾或斜向一边。颈肩部及肩胛部有明显压痛及肌紧张。

【治疗选穴】

体针:天柱、新设、落枕、阿是穴。

【针刺技法】

(1)落枕:手背第二、三掌骨间,紧靠掌指关节隆突。针法:直刺,探寻到针感最明显的方向后留针;强刺激,以患者耐受为度。

(2)新设、天柱、阿是穴:参见有关章节。

【临床技法要领】

1. **"动留针术"的应用** 单刺落枕穴或天柱穴或腕踝针针刺,以1.5寸针直刺,体针手法宜强刺激。得气后留针。令患者做颈项前、后、左、右或侧向屈伸等运动,动作轻缓,动作至在功能活动受限处或僵硬稍作停顿,努挣用力突破原受限范围,再缓慢恢复原始位置,后再行反复活动。留针期间,间歇捻针。

2. **温灸及热疗的应用** 可用粗艾条于阿是穴处悬灸或TDP治疗仪照射,务使烘热内透,不拘次数,不拘时间。注意不要灼伤。

3. **电针的应用** 电针连接天柱、阿是穴,选用疏密波,中强刺激,局部肌肉振动为宜,能较好和缓肌肉痉挛。

十三、颞下颌关节功能紊乱综合征

本病属功能障碍性病变,多见于20~30岁青壮年,因一侧颞颌部受凉所致。

临床表现: 咀嚼时,突然发现张口障碍,不能达到正常大小,或口形异常。患侧面颊部酸胀痛、痉挛,影响下牙床开合;开合时发生弹响,影响进食咀嚼。

【治疗选穴】

1. **体针** 颊车、下关、嚼中、阿是穴。

2. **腕踝针** 上$_4$(患侧)。

【针刺技法】

1. **体针**

(1)嚼中:下关穴与颊车穴连线中点(见图5-8)。针法:直刺,或向下关穴

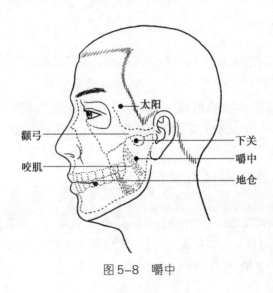

图5-8 嚼中

斜刺,深 0.3~0.5 寸,有局部酸胀感。

(2)阿是穴:患部敏感点或张口时酸胀牵扯受阻的点。针法:直刺 0.5~1 寸,使局部有酸胀感。

(3)颊车、下关:参见有关章节。

2.腕踝针　上$_4$:腕背横纹上 2 寸(平外关穴),拇指侧桡骨缘(见图 5-4)。针法:向上平刺。

【临床技法要领】

1.**点按的应用**　点按患侧阿是穴、嚼中穴,拇指指腹对准穴位,先轻快揉按,然后逐步加力,顶压 2~3 分钟,至疼痛缓解。

2.**"动留针术"的应用**　采用"动留针术"的叩齿调气法,针刺嚼中穴后,令酸胀感向耳前及下颌方向扩散;强刺激后留针。此时令患者意念患部,轻轻做叩齿、咬牙、张口等动作。动后渐次减轻。

3.**温灸的运用**　因寒复发加重者,用粗艾条悬于阿是穴上 2~3cm 处施灸,持续 20 分钟以上,温灸至烘热透骨。疼痛及下颌关节紧张度渐次舒缓。

十四、肋软骨炎

肋软骨炎是以胸骨周缘局部肿胀疼痛为主要表现的病症。好发于 40 岁以上的女性。

临床表现:胸前第二至第五肋软骨处局部肿胀,不红不肿,向前隆起,触之坚硬,局部酸痛或胀痛,压痛明显,深呼吸或活动患侧手臂时疼痛加剧。

【治疗选穴】

体针　肩井、内关、阿是穴。

【针刺技法】

(1)肩井:在大椎穴与肩峰连线中点,局部高处。针法:直刺 1~1.5 寸,局部酸胀感。

(2)内关:定位参见有关章节。针法:针刺时针尖向肩臂方向斜刺,并指循法引针感上行。

(3)阿是穴:患部隆起处中心点。针法:针刺时押住痛点进针,直刺阿是穴中心部,深 0.3~0.5 寸。捻转得气后,以针体与皮肤成 15° 角向周围上下左右透刺,使各方向捻转得气。

【临床技法要领】

1.**电针的应用**　阿是穴完成上述技法后留针,电针连接内关、阿是穴,或连接肩井、阿是穴,任选一对穴均好。采用断续波,中等程度刺激量。每次 20 分钟,一日 1 次。

2.温灸的应用　用粗艾条对准阿是穴悬灸,持续 25~30 分钟。注意勿过烫引起皮肤损伤。本病针灸结合治疗有较好疗效。

十五、急性腰扭伤

急性腰扭伤,又称"闪挫",系指腰部因活动用力,或姿势失当而引起腰部急性疼痛和功能活动障碍而言。俗称"闪腰"。

临床表现:扭伤后突然出现腰板强硬,屈伸、转侧不利,甚则下床、翻身均感困难,不敢咳嗽或深呼吸,腰部胀痛或压痛。常采用一手叉腰、略为弯曲的保护性姿势。

【治疗选穴】

1.**体针**　天柱、人中、腰痛点、阿是穴。

2.**头针**　足运感区。

3.**腕踝针**　下$_6$。

【针刺技法】

1.**体针**

(1)天柱:定位参见有关章节。针法:直刺 1~1.5 寸,强刺激,局部酸胀感。

(2)人中:人中沟上 1/3 和下 2/3 交界处。针法:横刺,针尖向鼻中隔,进针 0.5 寸,有局部酸胀感。

(3)腰痛点:手背腕横纹前 1.5 寸,第二伸指肌腱桡侧及第四伸指肌腱尺侧,共两点。针法:斜刺,针与手背皮肤呈 15~30 度从肌腱与掌骨间刺入,针尖向腕部,进针 5~8 分。

(4)阿是穴:多见于第三、四腰椎夹脊和横突尖部位。针法:直刺,对准压痛点,进针 1~1.5 寸,强刺激,有局部酸胀感,然后提针向上下或周围痉挛肌透刺。

2.**头针**　足运感区:头顶前后正中线(约印堂至风府)中点左右旁开 1cm 处,各向后引 3cm 平行线[见图 5-2(2)]。针法:平行于正中线,从前向后平刺,快速捻转。有局部胀酸痛或发热感。

3.**腕踝针**　下$_6$:相当于跗阳穴处(见图 5-4)。按腕踝针针法向上平刺入皮下 1.5 寸。

【临床技法要领】

1."动留针术"的应用　针刺治疗取体针如天柱、人中、腰痛点,或头针足运感区,或腕踝针下$_6$等,只要在留针期间应用好"动留针术",均有显著效果。本书推荐针刺天柱穴,取双侧穴位。因为针刺天柱穴,留针于项后,患者无法直视,减少了恐惧心理,且可以承受较强刺激量。其动作要点是:重点针对引起疼痛及其运动方向受限点,患者充分屈伸腰部,或做侧屈、侧旋等动作,节奏宜缓慢,活动至疼痛或功能受限处,要停顿憋住并努挣数秒钟,务必争取突破原受限范围。如此反复运动数次,疼痛渐次减轻,功能逐步复原。个别未复原者,加刺阿是穴。

2. 体位的选用　视患者体质及精神状态选取治疗体位。坐位、站立位均可。体质较弱,可让患者取伏案坐位,两手能有所依托,再照前述方法活动腰部。

3. 电针的应用　可连接电针治疗仪,选用疏密波,患者感中等度的腰部肌肉振动为宜,以较好缓和肌肉痉挛。

4. 阿是穴的应用　部分腰椎退行性变患者,因腰肌有陈旧性劳损,动留针处理显效后,可针刺阿是穴以善后。患者俯卧体位下寻找,以手指掌按压,认真找腰背部疼痛点,或痛点下可触摸到的一些痉挛、僵硬等异常反应点,可采用"透刺"技术。即先以 1~1.5 寸直刺阿是穴,提插捻转,针感以患者耐受为度,然后提针至皮下,向周围多方向透刺。效果尤为明显。

第三节　瘫痪诸症

瘫痪,是指在患某些疾病的情况下,肌肉的运动能力减弱或丧失,肢体或某些组织器官不能随意运动的症状。痿证,又称痿躄、痿弱,是指肌肉萎缩松弛、痿弱无力,甚则某些肌腱拘挛,以致出现行步不正的症状。瘫痪与痿证在传统中医学中,虽各属不同的疾病范畴,其病因也不同,但两者的后果却相同,都有肌肉、关节、肢体不能随意运动的特点,瘫痪者多兼痿弱,痿弱者亦常与瘫痪并见,所以在临床上统称为瘫痪。一般地说,瘫痪是相互联系、难以截然分开的疾病的不同阶段,瘫痪必兼有痿证,痿久必致瘫痪。

瘫痪和痿弱通常还兼夹其他许多证候,如痉挛、感觉减退、肌肉萎缩、麻木不仁、行步不正、动作失常等,这些都与正常行为模式的建立、与神机自我控制与协调有关。所以说瘫痪患者的治疗,不仅只是瘫痪证候的减轻或消失,还应包括其他证候的好转或恢复;由于这些证候之间又是相互影响的,因此,一并在本章加以论述。

一、中风瘫痪

中风偏瘫是指脑血管意外患者在急性期过后的肢体瘫痪而言,俗称"中风瘫痪"。

临床表现:脑血管疾病后,一侧上下肢肢体无力,不能随意运动,或全瘫在床,肢体完全不能动弹;或尚能动弹,但不能独自起坐、走路或吃饭、穿衣、如厕等个人日常事务,常需他人帮助。或伴有口角㖞斜、语言不清、吞咽困难、流涎、二便失控。在逐步恢复过程中,可能出现不同程度的肢体僵硬和拘挛。

【治疗选穴】

1.体针

(1)上肢:肩髃、曲池、合谷、外关。

(2)下肢:迈步、治瘫、环跳、阳陵泉、解溪。

(3)口眼㖞斜:阳白、地仓、颊车、颧髎。

(4)语言謇涩、吞咽困难:上廉泉、金津、玉液。

(5)肢体僵硬:臂中、内关、曲泽、纠内翻。

2.头针　运动区(瘫肢对侧)、足运感区。

【针刺技法】

1.体针

(1)迈步:髀关(在股骨大转子前下方,当髂前上棘与髌骨外缘的连线上,正平臀横纹处)下2.5寸(见图5-9)。针法:直刺1~2寸,有局部酸胀感,有时放散至膝部。

(2)治瘫(又名阑尾穴):足三里穴直下2寸处。针法:直刺1~2寸,有局部酸胀感,并可向膝、踝部放散。

(3)阳白:眼平视,正对眼球,眉毛上1寸。针法:横刺,从阳白透鱼腰穴,前额区有酸胀感。

(4)地仓:口角外0.4寸。针法:直刺0.2寸,或横刺向颊车穴,深1~1.5寸,局部或下半侧面部有酸胀感。

(5)上廉泉:颌下正中1寸,舌骨与下颌缘之间凹陷中。针法:横刺向舌根方向0.5~1寸,亦

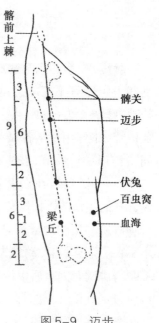

图5-9　迈步

可提针再向左右透刺 0.5~1 寸,局部及舌根有发紧发胀感。

（6）金津、玉液：舌下系带两侧静脉上,共两穴,左为金津,右为玉液。针法：向舌根方向速刺 0.5~1 寸,或静脉上点刺出血。针刺时让患者张口并卷舌向上,用 1.5 寸毫针,对准穴位速刺,针尖向舌根方向。不留针。

（7）臂中（又名治瘫 3）：伸前臂,腕掌横纹与肘横纹间中点,两骨之间（见图 5-10）。直刺 1 寸。针法：若前臂僵硬拘挛,可直刺疼挛隆起的肌肉,并向不同方向透刺。有局部胀痛感和肌肉疼挛缓解。

（8）内关：定位见有关章节。针法：肌腱痉挛可直刺左右筋上,有酸痛感。

（9）曲泽：仰掌,微屈肘,肘窝内,肱二头肌腱内侧。针法：直刺肱二头肌肌腱上（见臂中穴刺法）。有局部酸痛感和肌腱紧张度降低。

（10）纠内翻：承山穴外开 1 寸（见图 5-11）。针法：直刺 1~2 寸,有局部酸胀感。

（11）肩髃、曲池、合谷、外关、环跳、阳陵泉、解溪、颊车、颧髎：参见有关章节。

2. 头针

（1）运动区：为运动区上、下两点间的连线。运动区上点在前后正中线（眉间与枕外粗隆顶点下缘间过头顶的连线）中点向后移动 0.5cm 处,下点在眉枕线（眉中点上缘与枕外粗隆尖端间过头侧的连线）和鬓角发际前缘相交处（如鬓角不明显,可从颧弓中点向上引一垂线,在与眉枕线交叉处向前移 0.5cm 为运动区点）。运动区上 1/5 是下肢区（下肢瘫刺此区）；中间 2/5 是上肢区（上肢瘫刺此区）；下 2/5 是面部和语言区（面瘫和语言不清刺此区）。针法：按下肢瘫、上肢瘫、面瘫功能分区各以 1.5 寸针于皮下横刺,从运动区上点向下点方向透刺。快速捻转,强刺激,留针期间,间

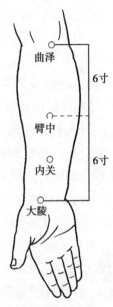

图 5-10　臂中

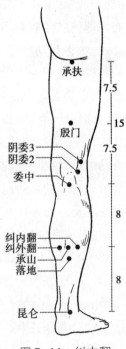

图 5-11　纠内翻

歇捻针,亦可接电针在本区域。[见图5-2(3)]

(2)足运感区:为前后正中线中点旁开1cm处向后并与正中线平行的3cm长的直线[见图5-2(2)]。针法:从正中线中点旁开1cm处为进针点,向后沿皮横刺,进针3cm深,快频率捻转,也可采用电针脉冲刺激。

【临床技法要领】

1. **头针的应用** 头针是根据脏腑理论结合大脑皮质的功能定位,在头皮上划分出的特定刺激区。其穴区的名称与其治疗功用一致,便于临床运用。头针针刺的特点除对中风偏瘫的肢体运动、感知等各种功能康复有较强的针对性外,而且在针刺留针过程中,可以引导患者进行主动或被动的各种康复训练,十分有利于疾病的康复。本节所涉及的"动留针术"、抗痉挛模式的利用、对患者神机的调动等,均是在头针针刺的同时来进行。针刺头针穴区,还可以根据治疗的早期促使肌力恢复、中期抗痉挛模式、后期纠正痉挛建立平衡的运动模式等,针对上、下肢与躯体的康复程度配用体针来进行治疗。避免了每天都反复刺激肢体而加重肢体神经反射的可能。

2. **神机的调动** 中风偏瘫的康复是一个较长时间的过程。早期自主运动的恢复、感觉恢复,中期抗痉挛模式的利用,后期正常运动模式的建立,都应充分调动患者主观意识的配合。中风早期鼓励患者进行肢体的运动是有益的。即使肢体瘫痪不能动弹的患者,也要鼓励他们进行抬腿、屈膝、抬肩、举臂、抓握等运动状态时"使劲""鼓劲"的意念。不正确的运动模式会使得患者的各种运动成为"无效",甚至"废用"。因此针灸治疗的同时,治理患者的神机,帮助患者建立正确的"运动模式"是非常重要的。常用的方法如下:

(1)意念促动:康复早期让患者感知自己的"动"。针刺时,鼓励患者活动肢体,哪怕是肌肉的片刻的收缩,并告诉患者本人。患者通过各种锻炼,获得自己可以看得见或能体会得到的肢体功能恢复上的进步时,患者喜悦的心情是可以想象的。他们在体验自我锻炼取得某种进步时,自然而然地会感到自己并非是终身瘫痪在床的废人,而是有恢复前景的。这无疑能从精神上进一步加强战胜疾病的信心,培养起革命的乐观主义精神,建立良好的心理状态,有利于配合治疗和其他功能障碍的恢复。

(2)锻炼放松:康复中期,患者瘫痪肌力恢复Ⅲ级及其以上,运动后肌张力增加常常也是加重肌腱挛缩的原因。肌张力增高后应尽量使之放松,而"放松"观念,患者主观的重视和反复练习是旁人无可企及的。患者躺卧,先做全身放松锻炼。充分放松后即可通过意念试想瘫肢正常状态下的肢体各个关节的功能活动,如肩臂关节的用力收缩抬举,屈肘、伸肘,屈腕、伸腕,屈指、伸指,抬腿屈膝等,试图努力用力实现这些动作。如此放松——用力——再放松——再用力,每次放松与用力的时间大致相等,逐个的意念关节活动,进行10~20次,每天意念促动锻炼的时间,也应安排在晨起、午睡后、晚睡前。对早期瘫疾患者,接受针刺治疗同时进行意念促动,效果更好。

(3)回想先前正确的行为模式:在康复中后期,由于肌痉挛的出现,患者能自主进行一些运动,如抓拿、站立、步行等,但却伴随一些复杂的动作,这是建立正常运动模式的关键时期。在头针治疗的同时进行的体位和姿势训练,不只应尽量避免单纯着眼于肌力的提高,也要避免不恰当的患肢过度用力锻炼,应着眼于瘫侧肢体和整体的功能协调与平衡。着眼于神经系统重新获得对自己运动行为的控制。可让患者在做某种活动行为前,首先静息回想自己先前正确的起坐、站、行、抓握等正确的"模式",回想后再采取行动。

3."动留针术"的应用　在头针治疗的同时或体针治疗取针后,指导患者做瘫痪肢体功能活动范围内的屈伸、旋转等活动,活动程度范围应逐渐加大,尽量做最大范围内活动。若肌力在0~Ⅱ级,不能进行主导运动者,应帮助瘫肢做被动的活动5~10分钟,如此反复操作。活动时,全身肢体肌肉均应放松,活动时不要太过用力,避免引发肌肉痉挛。

4.抗痉挛模式的利用　在头针治疗的同时,进行抗痉挛模式的训练。患者肌力开始恢复,就要注意纠正肢体拘挛和强直。在中风后遗症期,所谓"后遗症",实际上是恢复期内,由于单方面着重提高肌力,导致肢体肌张力增加、甚至痉挛,以及恢复中运动代偿行为的共同作用,形成的错误的运动模式,称为"废用综合征"和"误用综合征",如"划圈步态"、瘫手的屈曲挛缩等。一些后遗症较轻的患者,由于运动开始前的精神紧张或急躁,其或是旁人的催促等也会导致患者出现一些奇怪的姿势或运动行为方式。随意的放任自流的训练方法,会加重肢体的痉挛和强直,最终使各种训练变为无效。因此需要在针灸治疗的同时建立正确的"抗痉挛模式训练",具体方法如下:

(1)手的抗痉挛模式训练:在针刺头针运动区、感觉区,留针同时,让患者双手手指交叉,对握抱拳。患手拇指须始终在健手拇指之上,使其获得最大程度的拇指外展。利用健肢带动患肢伸臂向前运动,也可上下左右做最大范围的运动。然后,以健手的力量对患手加压,使患手背屈,如此反复训练。应用抗痉挛模式训练需要缓慢进行,让一定程度的患手旋后,有利于患手五指伸展,训练患手掌指关节、腕关节的伸展。

（2）患肢屈膝训练：屈膝训练时，上肢采取守的抗痉挛模式并举过头，让患者仰卧，被动屈膝屈髋，但不让下肢外旋外展。开始训练时，术者会感到有阻力。待阻力消失后，缓缓地略伸患者的腿，让其控制住，不让腿自然下滑并向外倒。

（3）屈踝训练：患者仰卧屈膝，术者一手将患足前部提起，一手在足背踝前方施加向下、向后的压力，使足进入背屈状态。开始训练时有阻力，待阻力消失后，术者在足背施轻压，让患者坚持住，不让足跖屈，如此反复运动。

（4）腕部自主运动训练：患者取坐位，伸腕于桌面固定前臂，在其腕背侧放一容易移动的物品，如木块、小塑料瓶等，让患者伸腕，以手背推动物品。如此反复训练。

5. 针刺、点按缓痉点　体针臂中、阴委2（针刺技法参见脊髓损伤性截瘫）是近代针刺痉挛性瘫痪的新穴，可在相关肢体上应用，有缓解痉挛的功效。可隔日一刺，也可点按痉挛肌上下接头点、肌腱，可减轻肌痉挛。方法是先揉后压，持续按压各痉挛点，然后再做患肢的主动、被动活动。各大小关节要一一做完。注意不要过劳，宜循序渐进，以免造成瘫肢损伤。

二、脊髓损伤性截瘫

脊髓损伤性截瘫是指脊髓外伤、炎症或变性等病变导致脊髓完全性或不完全性瘫引起下肢或更高水平神经功能障碍。多由脊髓外伤、脊髓炎症和肿瘤等所致。

临床表现：多为双下肢瘫痪，感觉减退，部分患者有疼痛感，瘫痪在早期为迟缓性，数周或数月后渐转变为痉挛性，后期可有肌肉萎缩，患肢皮肤僵冷，下肢关节僵硬难屈。早期尿潴留，后期尿失禁、便秘。

【治疗选穴】

体针：夹脊穴、背俞穴、督脉穴，纠外翻、纠内翻，后血海。

对症选穴：

（1）小便失禁：关元、中极、八髎。

（2）便秘：大横、通便、支沟。

（3）痉挛性瘫痪僵直：缓痉点、落地、阴委2、阴委3。

【针刺技法】

（1）夹脊穴：各脊椎棘突两旁 0.5 寸处。针刺取病损脊椎上下 1~2 节夹脊穴，左右同取共 2~4 个点，交替使用。针法：直刺 1.0~1.5 寸，紧靠脊柱刺入。

（2）背俞穴：胸腰段，各脊椎棘突旁开 1.5 寸处。针刺按夹脊穴取法，两侧对称取 2~4 个点，交替使用。针法：向脊椎椎体方向斜刺，深度根据病损节段位置，胸椎旁刺 0.5~1 寸，腰椎旁刺 1~1.5 寸。

（3）督脉穴：取病损节段及其上下穴。脊正中线，各椎棘突下。针法：稍向上斜刺，深 0.5~1 寸。轻刺激，不捻转。

（4）关元：肚脐下 3 寸。针法：直刺 1~2 寸。

（5）中极：肚脐下 4 寸。针法：直刺 1~2 寸。

（6）八髎：即上、次、中、下髎，左右共八穴，合称八髎。上髎在第一骶后孔中，次髎在第二骶后孔中，中髎在第三骶后孔中，下髎在第四骶后孔中。取穴时，患者俯卧或侧卧位，先摸到骶骨和上外方的髂后上棘。髂后上棘内下方约 1.3cm 处骨性凹陷为次髎，向上约 2.5cm 微偏外的骨性凹陷为上髎；次髎下约 2cm 微偏内骨性凹陷为中髎；再下约 1.5cm 微偏内骨性凹陷为下髎。针法：直刺，针尖略向上偏斜，要刺入骶后孔中，深 1~2 寸，可有酸胀感向深部或会阴部或下肢放散。若未刺中骶后孔，提针探寻后刺入。

（7）大横：肚脐旁开 4 寸。针法：直刺 1~1.5 寸，有局部酸胀感。

（8）通便：肚脐旁 3 寸。针法：直刺 1~2 寸，有局部酸胀感。

（9）支沟：腕背横纹上 3 寸，两骨间，即外关穴上 1 寸处是穴。针法：直刺 1~1.5 寸。

（10）纠外翻、纠内翻：为近代临床新穴，承山穴水平方向内 1 寸为纠外翻穴，外 1 寸为纠内翻穴（见图 5-11）。针法：直刺 1~1.5 寸。

（11）后血海：血海后 1.5 寸（见图 5-12）。针法：直刺 1~1.5 寸。

（12）缓痉点：凡截瘫患者，其瘫肢一定部位出现的痉挛僵直，当给予压迫刺激后，往往得以缓解。此部位称为"缓痉点"，如纠外翻、后血海等，它专用于治痉挛性瘫痪。其分布规律为：下腹两侧、膝股内侧部、跟腱及其以上肌腱。针刺前，先予按压检查，确定刺激点。针法：直刺 1~1.5 寸，或向左右上下透刺。亦可二、三针共刺一穴，从不同方向刺入。中等刺激，留针半小时以上。（见图 5-11）

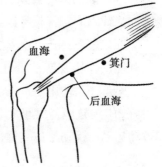

血海

箕门

后血海

图 5-12　后血海

（13）落地：腘窝横纹中央直下 9.5 寸（见图 5-11）。针法：直刺 1~2 寸，有酸胀感并可扩散至足踝部。若有痉挛可参照臂中穴刺法向肌痉挛明显处透刺。

（14）阴委 2：腘横纹外侧端上 2 寸（见图 5-11）。针法：直刺筋上，两针共刺一穴，针尖应向不同方向；亦可用向上向下透刺法，深 0.5~1 寸。

（15）阴委 3：腘横纹外侧端上 3 寸（见图 5-11）。针法同阴委 2。

【临床技法要领】

1. 体针的应用　除针刺脊柱周围穴位外，肢体瘫痪的针刺穴位可参照中风偏瘫在瘫肢上的穴位。本病治疗过程较长，且并发症多，如肌痉挛、便秘、尿潴留等，应根据具体情况选穴，并计划配穴，交替使用。针法宜取强刺激。

（1）首选夹脊穴与电针的应用：根据脊髓损伤节段选择相应夹脊穴，电针治疗仪两极分别连接夹脊同侧上下两个刺激点，形成两对电脉冲刺激，采用疏波，以脊柱旁肌肉有节律收缩、以患者可耐受的中等刺激，一日 1 次，每次 30 分钟。体针配合电针治疗提高疗效。电极多接在瘫痪肢体的穴位上，一侧患肢 1~2 组电极。

（2）重视八髎穴的针刺：上、中、次、下髎八髎穴的针刺对于截瘫患者具有重要意义。脊髓性截瘫患者双下肢瘫痪，脊髓功能障碍常见的大便秘结、尿潴留等，针刺八髎穴均有显著的调节作用。针刺时，先仔细寻摸深压找到骨性凹陷，感知凹陷内孔穴的走向，针刺进入凹陷后，可以旋进的方式缓缓向内进针，方可成功。其得气的酸胀感可向肛周或会阴、臀内反射。

（3）尿潴留时，关元、中极应取向下横刺针法，以免刺中膀胱，并用捻转手法加强针感。若膀胱已排空，可取直刺。

2. 功能锻炼与行为模式的建立　每次功能锻炼时，都应充分调动患者的主观能动作用，建立"自主"的运动和行为模式。功能锻炼以抬头、仰靠半坐位、坐起、扶站、用拐、下蹲起立、走步等为目标，循序渐进。各阶段对肢体的锻炼，应按肢体各大小关节的功能活动范围做屈伸、收展等各方面的主动或被动运动。运动量应掌握适当，宜次多量小，不要过劳。

三、面瘫

面瘫即面神经炎引起的面部肌肉瘫痪，又称为面神经麻痹。

临床表现：突然发病。多在清晨醒来发现一侧眼睑不能闭合及嘴喝。有的患者耳后乳突不舒服及压痛。多为一侧面部麻痹，因而患部不能表情，说话漏风，饮食则颊内滞食。不能吹口哨、闭目、皱眉。一侧额纹消失，鼻唇沟变浅。

【治疗选穴】

体针：面动、翳风、地仓、太阳、阳白、合谷。

【针刺技法】

（1）面动：位于头颞部，沿前额发际线水平向脑后延伸取穴，当耳尖直上的交汇处是穴（见图5-1）。针法：以1寸针，向太阳穴方向沿皮横刺。

（2）翳风：耳垂后，乳突和下颌骨之间凹陷中。针法：向对侧眼球方向刺入0.5~1寸，局部有胀感，并可扩散全耳前部，强刺激手法。

（3）地仓、太阳、阳白、合谷：参见有关章节。

【临床技法要领】

1.透刺的应用 针刺治疗本病，面部多取瘫侧穴位透刺，在上述穴位基础上可适当配穴，如皱额不能，取阳白透鱼腰；闭目不能，取阳白透攒竹；鼻唇沟变浅，取地仓透迎香；嘴㖞，取牵正透颊车、或透地仓、或透下关等。早期面部穴位刺激不宜太重。

2.穴对的应用 面动、翳风穴配对为治疗本病的主穴，随症加口眼周围阳白、下关、迎香、人中、颊车等组成面瘫穴法。若用电针治疗，则须接电针两极，取疏密波或连续波弱刺激，或视患者头颞肌和耳后乳突肌有轻微收缩感即可，不必过大过强。

3.针后点按 此法可缩短疗程。方法是：起针完毕，逐个对准穴位先揉后压，各穴点压1~2分钟。

4.后期缪刺法的应用 面瘫在治疗恢复过程中，患者会出现面部发紧、或局限性一过性的痉挛。这一方面提示瘫痪肌的恢复和自主兴奋，也提示应减少过重的刺激强度，尤其是面部电针的刺激。此时可采用"缪刺法"避开患侧，配合四肢远端的"外关""足三里"通调气血，扶助正气。如此缪刺与远端配穴结合，共奏疏风养血活络之效以利于康复。

5."动留针术"的应用 本病可以采取"动留针术"之叩齿调气法。在面部或远端取穴针刺，得气后留针，让患者意念到患部，做慢频率叩齿或咬牙动作，带动头面、颞颌部以及颞颥部肌肉舒缩，咬则欲紧，片刻松开，以利患部气机灌注与运行。

四、面肌痉挛

面肌痉挛是指一侧面部肌肉阵发性、无痛性和不规则的抽动或跳动。多见于中年以上女性。本病发病原因不明，有的曾有面瘫病史。近年来随着人们长期观看电视、手机，及各种高亮度、高频率的设备广泛使用，如远光灯、霓虹灯，大大加重了视觉疲劳，造成面肌痉挛的就诊人群大大增加。

临床表现： 一侧面部不自主抽动，开始仅在眼周轮匝肌，或口角周围某一点，以后逐渐加重，并牵涉到附近其他肌群，甚而半侧面部抽搐。抽搐痉挛程度轻重不等，常因劳累、精神紧张或自我关注、他人暗示而发作或加重。

【治疗选穴】

体针： 四神聪、百会、面动、翳风、外关、足三里、阿是穴。

【针刺技法】

各穴针刺技法：参见有关章节。

【临床技法要领】

1. **重视远端取穴** 由于本病是受主观感受的一种局灶性病变，治疗选穴以调理少阳枢机为原则，多取头项及四肢远端穴位，如四神聪、面动、翳风、外关等，针刺时以中等刺激强度，百会、四神聪可安定神机，与足三里配合有益气安神的作用。

2. **偶刺阿是** 偶刺阿是，是指针对病情轻重程度，或患者主观上对局部病灶的重视程度而采用的方法。如有的患者来诊时即要求给刺某个位置，可象征性地轻刺某处或相邻穴位，亦即是一种针对患者要求的应时之需。如此与远端取穴配合，以重建患者信心。

3. **"动留针术"的应用** 采取动留针术之叩齿调气法，具体操作见面瘫。

4. **安定神机、建立自信** 本病治疗时间长，恢复慢。其病状与情绪关系密切，故应结合心理治疗等手段，安定神机，保持乐观，建立自信，消减自我暗示，使面肌得以轻松自如，恢复活力与平衡。同时，告诫患者少照镜子及自我关注，避免久视疲劳，避免看过于细小和迅速移动的目标，避免过度强烈光照，如汽车远光灯、霓虹灯的刺激。

五、急慢性多发性神经根炎

本病原因未明，一般认为与病毒感染或自身免疫反应有关，主要累及脊神经根、脊神经，也可累及颅神经，表现为急性、对称性、迟缓性肢体功能和感觉障碍。

临床表现： 发病前可有类似感冒的经过或着凉、过劳等诱因。急性起病，出现四肢远端对称性无力，并向上发展，肢体无力以近端为重，严重时影响脑、呼吸肌而发生吞咽困难、呼吸麻痹而危及生命。急性期后遗留迟缓性瘫痪，下肢重于上肢，近端重于远端，并逐渐出现肌肉萎缩，并有远端的麻木，感觉减退，有的可有疼痛。

【治疗选穴】

体针:华佗夹脊穴

（1）上肢:肩髃、曲池、外关、合谷、鱼际。

（2）下肢:环跳、秩边、阳陵泉、足三里、髀关、丰隆、丘墟。

【针刺技法】

（1）华佗夹脊穴:第一胸椎至第五腰椎棘突旁开 0.5~1 寸处。针法:先仔细触按各夹脊范围有无结节及压痛点,若有,做好标记,然后直刺这些灵敏点,若无,取棘突旁 0.5 寸刺之,深 0.3~0.5 寸,紧靠脊柱刺入。

（2）肩髃、曲池、外关、合谷、鱼际、环跳、秩边、阳陵泉、足三里、髀关、丰隆、丘墟:参见有关章节。

【临床技法要领】

1. 夹脊穴的应用　夹脊穴取相应节段、上肢瘫取颈 4~7,腰骶部及下肢取腰 1~5,胸肋取胸 1~8。每次取 2~3 对夹脊穴,配合部分肢体穴位针刺,一日一换,中强刺激。可留针 20~30 分钟并间歇捻转。

2. 电针的应用　可用脉冲电针仪,选取疏波,电量以肢体肌肉出现收缩为宜。

3. 面瘫的治疗　参见本节"面瘫"。

4. 早期功能锻炼　尽早使用针刺治疗并进行肢体功能锻炼。重症患者应加强护理。

六、多发性神经炎

多发性神经炎,又称周围神经炎、末梢神经炎,是由多种疾病如中毒、感染、代谢障碍等引起对称性的四肢远端感觉障碍,肢体乏力及麻木、感觉异常。随着糖尿病发病率的上升,继发本病非常常见。

临床表现:典型患者先有双侧肢体乏力,以末端为重,可伴有烧灼、疼痛、麻木等感觉异常,有的出现虫蚁行于皮肤的感觉。以后四肢远端感觉减退,甚至消失,感觉异常呈手套样及袜样分布。肢体乏力可逐步加重,可有肌肉萎缩。病变部位皮肤变薄,角化过度,部分患者多汗或无汗。

【治疗选穴】

1. 体针

（1）上肢:肩髃、曲池、外关、合谷、上八邪。

（2）下肢:环跳、阳陵泉、足三里、丘墟、下八风。

2. 头针 感觉区、足运感区。

【针刺技法】

1. 体针

（1）上八邪：微握拳，手背各指缝间赤白肉际处。针法：向掌骨方向直刺，深 0.5~1 寸，有局部酸胀感，有时向指间扩散。

（2）下八风：在五趾趾缝间赤白肉际处（包括行间、内庭、侠溪）。针法：向足心方向斜刺，深 0.5~1 寸。局部有酸胀感，并可向趾间扩散。

（3）肩髃、曲池、外关、合谷、环跳、阳陵泉、足三里、丘墟：参见有关章节。

2. 头针

（1）感觉区：在运动区向后移 1.5cm 的平行线。上 1/5 是下肢，中 2/5 是上肢，下 2/5 是面部感觉区［见图 5-2（1）］。本病取上肢、下肢部分。针刺时，先量好长度从上到下用两颗针顺接向下刺。

（2）足运感区：在前后正中线中点左右旁开 1cm，向后引 3cm 长的平行线，顺皮肤向后横刺 3cm［见图 5-2（2）］。

【临床技法要领】

1. 重视针刺得气感传 针刺时，随着针刺逐步深入，应细心体会针刺逐个层面针下的感觉。若有"得气"而无传导，可沿经络循行线路循切按压、针尖略向肢端方向，使针感向远端传导，增强疗效。取穴一周后轮换，并可参考其他瘫痪用穴。用中强刺激，务必要有针感或引起感传为佳。

2. 结合功能锻炼 针刺治疗期间，尤其采用头针治疗时，可在针刺过程中，结合按摩及功能锻炼，可提高疗效。

3. 穴对及电针的应用 以电针连接病变肢近端和远端感应较大的穴位，如肩髃、曲池、外关、合谷、环跳、足三里、阳陵泉、丘墟等，选用疏密波，强度以患者耐受为度。

4. 预防针刺耐受 本病治疗周期长，应做好治疗穴组的变换和交替，减少患者对治疗方法的耐受。

七、重症肌无力

重症肌无力是指神经肌肉间兴奋传递发生障碍所引起的疾病，以横纹肌的异常疲劳为特点。多侵及眼肌、咀嚼肌、咽肌、面部肌和四肢肌等。肌肉运动后很快疲劳，晚期可伴有瘫痪。用抗胆碱酯酶类药物后症状减轻，但症状缓解后又可再发。本病于任何年龄均可发生，以儿童、青少年为数较多。

临床表现：本病根据肌无力的主要部位可分为三类：眼肌型、延髓肌型及躯体型。眼肌型：主要表现为眼睑下垂、复视或眼球运动受限，经休息可缓解等，多见于儿童。延髓肌型：主要表现为吞咽困难，饮水发呛，咀嚼无力，发音不清或嘶哑等。躯体型：以四肢和躯体肌的疲乏无力为主，一般上肢重于下肢，近端重于远端。呼吸肌受侵时，可出现呼吸困难，咳嗽无力，重者可出现呼吸麻痹。

【治疗选穴】

体针：华佗夹脊、中脘、血海、三阴交、足三里、气海。

（1）眼肌型：攒竹、鱼腰、睛明、瞳子髎、四白、面动。

（2）延髓肌型：风池、天突、廉泉、下关、合谷。

（3）躯体型：肩髃、肩井、曲池、合谷、委中、阳陵泉。

【针刺技法】

（1）华佗夹脊穴：第一胸椎至第五腰椎棘突旁开 0.5~1 寸处。针法：先仔细触按各夹脊范围有无结节及压痛点，若有，做好标记，然后直刺这些灵敏点，若无，取棘突旁 0.5 寸刺之，深 0.3~0.5 寸，紧靠脊柱刺入。

（2）中脘、血海、三阴交、足三里、气海、攒竹、鱼腰、睛明、瞳子髎、四白、面动、风池、天突、廉泉、下关、合谷、肩髃、肩井、曲池、委中、阳陵泉：参见有关章节。

【临床技法要领】

1.“动留针术”的应用　针刺治疗结合动留针术疗效更佳：眼睑下垂、咀嚼无力用叩齿调气法；吞咽困难、饮水发呛、发音不清或嘶哑用吞津利咽法；呼吸困难、咳嗽无力用咳气法；四肢和躯体肌的疲乏无力用伸展运动法。具体方法参见有关章节。

2.灸法应用　本病体针治疗以强壮穴为主，可加用灸法。用粗灸条悬灸，务必使充分烘热内透。

3.坚持药物治疗　本病治疗疗程长。治疗期间对抗重症肌无力的药物仍要服用，以预防重症肌无力危象的发生。治疗期间应适量的运动和锻炼，但须避免劳累，注意预防感冒。

八、脊髓空洞症

脊髓空洞症是一种缓慢进展的脊髓变性疾病。该病多发于青年人，以 20~40 岁多见，男性多于女性，主要表现为脊髓病变相应节段支配的肢体不全性轻度瘫痪并伴有相应肢体部位的感觉异常和营养障碍。

临床表现：病程缓慢进展，大多数患者最先出现的症状为单手或双手某部分肌肉萎缩无力，感觉减退，对外界温度感觉、疼痛刺激感觉消失，以致病变部位被烫伤、刺伤、割伤出血而无自知。但某些患者却有病变区域内的自发性疼痛。病变进展可发展至肩、臂、颈、胸以至面部，部分肌肉萎缩及瘫痪，可有肌束震颤，有的病例表现为腰及下肢症状。患者病变部位皮肤可出现角化、无汗或多汗，爪甲变脆。重症患者可出现关节磨损、萎缩或畸形、肿大，活动度增大。晚期可有大小便失禁、脊柱畸形、弓形足等。

【治疗选穴】

体针：夹脊穴。

（1）上肢：风池、天柱、肩髃、曲池、外关、合谷、鱼际、后溪。

（2）下肢：秩边、足三里、丰隆、阳陵泉。

【针刺技法】

夹脊穴应选相应病变脊髓节段夹脊穴2~4对。

各穴针刺技法：参见有关章节。

【临床技法要领】

1. 重刺激，交替选穴 夹脊穴与肢体穴位每次各选4~6个穴位治疗，一日一换。上下肢穴位根据病情选择。夹脊穴做强刺激，肢体穴位做中强刺激。留针30分钟，间歇捻针。夹脊穴可用电针配合，用疏密波，电流量以患者耐受为度。

2. 结合锻炼 本病应坚持治疗，并配合功能锻炼，但锻炼不宜过度。若出现痉挛性瘫，可参照治疗截瘫的缓痉点用穴。

九、运动神经元疾病

运动神经元疾病包括原发性侧索硬化、进行性脊髓性肌萎缩、进行性延髓麻痹、肌萎缩侧索硬化症等类型。临床主要表现为瘫痪、肌肉萎缩。

临床表现：以肌萎缩侧索硬化症为多见，发病年龄多见于40~50岁，男性多于女性。疾病初起时双手无力，大小鱼际、手掌指间肌肉逐渐萎缩，并向上臂及肩胛区发展，出现肌束震颤。典型的患者以手肌萎缩和肌挛缩并见，可表现为"鹰爪手"。有的患者病状不一定从手部开始，而先表现为背脊或腹部某处的肌萎缩与瘫痪无力；有的患者则从双下肢开始，沉重疲乏、强直，甚至痉挛。患者常感病变部位麻木与发凉。随着时间增长，无力症状可扩展至躯干与颈项，甚至面部。重症患者则有语言含混，说话带鼻音，咀嚼无力，舌肌萎缩震颤，吞咽困难、流涎等。

进行性脊肌萎缩患者肌萎缩可能局限于某一部分肌肉，历时数月或一、二年，或缓慢或迅速波及于全身，出现肌肉萎缩，无力和肌束震颤，但强直征象并不明显。

原发性侧索硬化患者表现为较快的进展性强直性截瘫或四肢瘫，但不像脊髓性截瘫伴有膀胱症状，也无感觉减退。重病者可有吞咽困难、语音含混、流涎等。

【治疗选穴】

1.**体针** 夹脊穴、督脉穴。

（1）上肢：肩髃、曲池、外关、合谷、鱼际。

（2）鹰爪手：合谷透后溪、大陵、内关、八邪。

（3）下肢：环跳、风市、足三里、阳陵泉、绝骨。

2.**头针** 头针运动区、足运感区。

【针刺技法】

应选病变相应节段夹脊穴与督脉穴。

各穴针刺技法：参见有关章节。

【临床技法要领】

1.**重刺激，交替选穴** 每次治疗取头针或夹脊穴、督脉穴与肢体穴位配合。头针或夹脊穴、督脉穴意在治本，肢体穴位意在刺激病变局部，是治标。肢体穴位的选择可根据肌萎缩、震颤、强直点（或部位）肌肉或肌群选择有关穴位，不必尽取，治疗一周后交换头针或夹脊穴、督脉穴的穴位。如此长期坚持治疗。

2.**"动留针术"的应用** "动留针术"在本病的应用主要为在针刺同时或针刺后，肢体的主动或被动按摩，有助于本病的康复，局部按摩可重点揉按上述治疗穴位及发生萎缩无力的部位。

3.**贵在坚持** 需长期坚持治疗，功能锻炼避免过度。

十、脱髓鞘疾病

常见的脱髓鞘疾病主要有多发性硬化症、视神经脊髓炎等。均有不同程度的肢体瘫，甚至截瘫。该类疾病多见于青壮年。

临床表现：多发性硬化症表现为言语障碍、面瘫或面肌痉挛、眼睛斜视、眼球震颤、肢体痉挛性瘫、感觉障碍等多种复杂多变的症状。病程波动,常自然缓解与复发。患者早期可有背部、小腿、上肢的麻木疼痛,下肢乏力易于绊倒,手部动作笨拙或震颤,加重时可有行走及站立不稳,身体平衡失调。有的患者则以晕眩、视神经炎为首发症状,可有眼球斜视、震颤、面瘫,严重时则有呕吐。病情进一步发展,可出现吞咽困难、言语不清,重症患者则可出现双下肢或四肢某个肢体的瘫痪,甚至痉挛性截瘫。

视神经脊髓炎患者表现为视力模糊、视力下降以至青盲和脊髓瘫痪两方面。有的患者先有视力损害,后逐步瘫痪;有的则视力损害与瘫痪同时出现;也有先瘫痪而后见视力损害的。一般均发病较急,从出现类似感冒的症状开始,进而出现眼的症状或瘫痪。症状可轻可重,轻的表现为下肢麻木、无力。重的呈完全性瘫,与脊髓炎引起的瘫痪差不多;也可伴发排尿困难与失禁;还可有面瘫、眼斜视及吞咽困难等。

【治疗选穴】

(1)治疗视神经损害症状:睛明、风池、球后、承泣、太阳、翳明。

(2)治疗脊髓性瘫痪:详见截瘫治疗选穴处方。

【针刺技法】

各穴针刺技法:参见有关章节。

【临床技法要领】

1.**视神经损害分区选穴配合电针** 治疗视神经损害可分别选择眼区及项后穴位1~2个治疗。眼区穴位毫针针刺可选择细毫针,中等量刺激,轻捻转,不提插,防止出血。项后风池、翳明可用中强刺激。若采用电针治疗,采用断续波,频率200~250次/分钟,隔日1次,每次治疗15~20分钟。若眼球斜视,内斜视重点针刺球后、风池,外斜视刺睛明、风池。

2.**脊髓性瘫痪** 截瘫根据肢体症状参照截瘫治疗各处方选穴处理。

3.**贵在坚持** 本病需较长时间坚持治疗方可取效。

十一、亚急性脊髓联合变性

亚急性脊髓联合变性是周围神经、脊髓后索与侧索的变性疾病,主要临床特征为逐渐加重的肢体无力、强直、共济平衡失调和感觉障碍。

临床表现:发病早期为足趾、足以及手指末端感觉异常、麻木、刺痛,两下肢软弱无力,行走欠稳,易于跌倒,手的动作笨拙,扣衣钮感到困难。以后各种症状程度逐渐加重,肢体感到僵硬,肌肉发生轻度萎缩。有的患者出现足与腿部抽痛，或在胸、腹部有紧束感，屈颈时感到一阵阵针刺感觉沿背脊向肢体放射。病至严重阶段，可发生小便潴留或二便失禁或屈曲性截瘫。

【治疗选穴】

（1）背脊近部取穴：按肢体症状取夹脊和督脉穴，另加脾俞、膈俞、肝俞、肾俞。

（2）肢体部取穴：肩髃、曲池、合谷、外关、血海、足三里、绝骨、三阴交。

（3）处理共济失调：头针运动区、感觉区、平衡区。

【针刺技法】

各穴针刺技法：参见有关章节。

【临床技法要领】

1. 维生素 B_{12} 的补充　本病系维生素 B_{12} 吸收不足造成，通常与恶性贫血伴发，故补充维生素 B_{12} 很有必要，可用维生素 B_{12} 500μg 于脾俞、肾俞、膈俞、肝俞穴做穴位注射。病情改善后，可逐步减量。同时采用中西医结合方法纠正贫血。

2. 取穴原则及电针的应用　督脉穴、夹脊穴和肢体穴位每次各取 2~3 对穴，中强刺激，每天一次。每次留针 30 分钟。共济平衡失调者刺头皮针纠正，这些穴位也可采取电针治疗，电流量以患者耐受为准。由于每次治疗用穴位较多，可按不同部位搭配，如头针穴加肢体穴，背部穴加肢体穴，头针穴加背部穴等，分组交替针刺治疗。

第四节　杂症

一、感冒

本病是常见的外感病。一年四季均易发生，冬春气候骤变，或炎夏贪凉过度均会感冒。

临床表现：一般先有轻度的全身不适、微热或肢体困重酸痛，继则鼻塞、流清涕、打喷嚏，有的咽喉疼痛。病情加重时常见胸闷咳嗽，音哑或头痛，甚至恶寒发热，不思饮食。

【治疗选穴】

体针：四神聪、合谷、风池、大椎、曲池、印堂、太阳、鼻通。

【针刺技法】

（1）大椎：第七颈椎棘突下，正坐低头取之。针法：直刺，针尖微斜向上，深0.5~1寸，勿过深，宜大幅度捻转手法，有局部或两肩酸胀感。

（2）鼻通：鼻翼旁鼻骨下凹陷中、鼻唇沟上端尽处（见图5-13）。针法：针尖向内上方斜刺深0.3~0.5寸，有局部酸胀和鼻通气感觉。

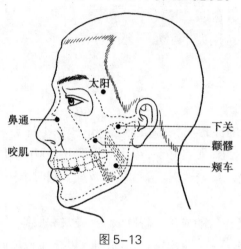

图 5-13

（3）四神聪、合谷、风池、曲池、印堂、太阳：参见有关章节。

【临床技法要领】

1.合谷、风池、大椎为针刺之主穴 合谷、风池、大椎为针刺之主穴。留针时，间歇行针使针感在留针期间持续存在。若发热，加刺曲池，并点刺印堂、太阳出血，少量如豆；鼻塞流涕，加刺印堂、鼻通。针印堂时应横刺向下达于鼻根部。若前头痛者，加刺印堂，侧头痛加太阳，均直刺0.5~1寸，重刺激。

2.细灸条灼灸 宜取雀啄灸，四神聪、风池、大椎、印堂、太阳、合谷各3~5下，充分灼热内透直至患者全身微热汗出为佳。

二、咳嗽

咳嗽是呼吸系统疾病的常见症状。轻的由感冒、慢性咽炎等引起，重的由急慢性支气管炎、支气管扩张，或结核以及肺部肿瘤等引起。针刺治疗对缓解咳嗽有一定的效果。

临床表现：自觉咽喉部有刺激物使咽部发痒，或痰多胸闷致呼吸不畅而咳，咳出则气畅，如此反复咳嗽、气急。如因感冒而起则兼见外感症状；如慢性支气管炎等咳嗽,则有反复发作的病史。

【治疗选穴】

1.**体针**　风门、肺俞、天突、鱼际、定喘、合谷。

2.**腕踝针**　上$_1$、上$_2$。

【针刺技法】

1.**体针**

(1)风门:第二胸椎棘突下旁开1.5寸。针法:直刺,针尖略斜向脊柱,深0.5~1寸,局部有酸胀感,并可向肋间放散;或从上向下横刺,透肺俞,进针于肌腠间1~2寸,局部有酸胀感。

(2)肺俞:第三胸椎棘突下旁开1.5寸。针法:同风门穴。胸背部穴位直刺均不宜过深,以免刺伤肺脏,引起气胸。

(3)鱼际:仰掌,在第一掌骨中点之桡侧赤白肉际处。针法:直刺向第一掌骨,深0.3~0.5寸,有局部酸胀感。

(4)天突:胸骨上窝正中。取穴时令患者正坐放松取之。然后深压探测穴位与喉管、胸骨上缘的关系。针法:先直刺皮下,然后顺喉管竖直方向向下刺入胸骨柄后缘,深0.5~1寸,局部有酸胀感,咽部似有发紧、阻塞不畅样感觉。针刺时,本穴不宜过深,勿提插,可捻转,亦勿左右偏斜,以防刺伤锁骨下动脉及肺尖。

(5)合谷、定喘:参见有关章节。

2.**腕踝针**　上$_1$、上$_2$:腕横纹上2寸,相当于内关穴及与内关相平行的手少阴心经上位置处进针,向肩臂方向顺皮肤纹理刺入皮下(见图5-4)。

【临床技法要领】

1.**体针的应用**　针刺风门、鱼际、天突或定喘、肺俞、孔最,一般都有一定镇咳效果。在针刺时,按前述技术手法,须有较强针感。在留针过程中,间歇捻针,使其保持中等度持续酸胀感。若咳剧,可在上述穴位基础上加尺泽、列缺。每日可针刺1~2次,留针以15分钟为宜。

2.**腕踝针的应用**　留针30分钟或更久,可作为体针的辅助治疗。慢性支气管炎患者,平时宜隔日1次,坚持治疗一段时间。

3.**"动留针术"的应用**　无论体针或腕踝针均可施行"动留针术",有较好效验。留针期间,令患者平心静气,放松肢体,调顺呼吸,不说话,待口内有唾液时,缓慢下咽润喉,若唾液少则向下咽气。喉得以润,气得以顺,则咳止。

三、心慌心悸

一般人主观上不易感觉到自己心脏的跳动,心慌心累患者常能主观感受得到并以此为不适,表现为烦闷、心中悸跳或空虚。故而被迫停顿工作,甚则心累疲劳,不能自主,或惊恐感。现代医学心律失常可有此表现。

【治疗选穴】

体针

(1)内关、间使、神门、心俞、巨阙。

(2)四神聪、素髎、通里。

【针刺技法】

(1)间使:掌横纹上3寸,两筋之间,即内关穴后1寸。针法:直刺,针尖略向上偏斜,深0.5~1寸,有局部酸胀感,并可向上臂及胸部放散。

(2)神门:仰掌,腕掌横纹尺侧端凹陷中。针法:直刺,稍偏尺侧,深0.3~0.5寸,局部酸胀感,有时向上下放散。

(3)心俞:第五胸椎棘突下旁开1.5寸。针法:直刺,针尖略向脊柱偏斜,深0.5~1寸,有局部酸胀感。或可向肋间放散。勿刺过深,以免刺伤肺脏。

(4)巨阙:剑突下1.5寸,正中线上。取仰卧体位。针法:直刺0.5~1寸,有局部胀闷感,并可向上下扩散。

(5)素髎:鼻尖端正中。针法:从鼻尖斜刺向上,深0.5寸,有酸麻胀感向上至鼻根、鼻腔部。

(6)通里:在前臂掌侧,当尺侧腕屈肌腱的桡侧缘,腕横纹上1寸,在尺侧腕屈肌与指浅屈肌之间。针法:宜采用向上平刺,如腕踝针刺法,留针于皮下。

(7)四神聪、内关:参见有关章节。

【临床技法要领】

1.针灸要穴的应用　内关、间使、神门、心俞、巨阙为治疗心悸要穴。偶发的心慌心悸,发作时按上述穴位任选一种均有效验。针刺时手法宜重,须有中等及强得气感。针内关、间使、神门,针尖可略向肩臂方向斜刺入或以指循法令针感向上传导。

2.细灸条灼灸　心率在50次及以下的窦性心动过缓,可细灸条灸四神聪、百会各3~5次,振奋阳气,并轻刺素髎。

3.守神定志,平静调息　针刺治疗中嘱患者平静精神,放松肢体,和顺呼吸。

四、慢性疲劳综合征

慢性疲劳综合征常因较长工作,或学习过于紧张,精神压力过大,精神负担过重以及病后体弱失调所致。

临床表现:患者总觉有很多不适之处,常感头昏,头胀,头痛,耳鸣,心烦,易于激动,记忆力下降,精神萎靡,自信心不足,工作效率下降,肢体乏力,失眠多梦,心悸心慌,食欲不振,恶心干哕,以及阳痿,早泄,遗精等。但医院各专科检查,并无异常发现。

【治疗选穴】

体针:百会、四神聪、内关、神门、印堂、风池、足三里、神阙。

【针刺技法】

各穴针刺技法:参见有关章节。

【临床技法要领】

1.头部穴位的应用　针刺四神聪,可以1.5寸针从百会后1寸处向前透刺于皮下,留针,再分别于百会穴左右1寸向百会穴透刺于皮下。针刺印堂,取向下横刺,针尖达到鼻梁根部最低处,强刺激,捻转手法,以患者耐受为度。配穴时,宜头部、上肢、下肢各选一对穴位,交替使用。

2.艾灸疗法的应用

(1)细灸条灸:以燃着的细灸条灸百会、四神聪、风池、印堂等,轻触皮肤,至患者充分灼热,各点灸3~5壮,患者有身热、微汗出感。

(2)粗艾条悬灸:百会、神阙、足三里,至充分烘热内透,每穴20分钟,一日1次。

3.治疗兼夹症　病情重者,常夹杂心悸、头痛失眠等各种突出症状,可参考相关病症的治疗处理。

五、失眠

失眠是指不易入睡,或睡眠很浅,易于惊醒,每天总睡眠时间不足五个小时而言。多见于神经衰弱,精神抑郁的患者,精神压力过大的白领人士,更年期女性,中老年脑供血不足者。

临床表现:就寝后往往一两个小时都难以入睡,床上转侧不安,思绪万千;即或入睡,但眠浅而多梦,很容易惊醒,醒后又再难以入睡;严重者甚至彻夜不眠。白天神情萎靡,倦怠,精神不能集中;有的心烦,性情焦躁,或胆怯易恐等。

【治疗选穴】

体针

（1）四神聪、安眠、神门、足三里。

（2）四神聪、大陵、足三里、三阴交。

【针刺技法】

各穴针刺技法：参见有关章节。

【临床技法要领】

1.**针刺四神聪** 以一寸毫针于头顶百会穴前、后、左、右一寸处，向百会沿皮横刺，留针于皮下；或以1.5寸针从百会穴前一寸处透过百会直向后沿皮刺，然后在平百会穴左、右一寸处，各沿皮刺入一针，直达百会穴。直刺安眠穴1~1.5寸，使局部有明显酸胀感，中等刺激强度。刺大陵穴，从大陵穴进针，沿尺桡骨之间向外关穴透刺，使有明显酸胀感，若针感向上臂传导则更佳。无传导者可以手指循法，从大陵穴处向上臂方向循按以诱导感传。其余各穴均取中强刺激，捻转针法使其针感持续。其余穴均直刺1~1.5寸，须有针感。

每次选用一组穴治疗，留针25分钟。留针期间，间歇捻转手法，维持针感。以睡前针刺为佳。

2.**电针的应用** 电针连接两安眠穴或两足三里穴任一组即可。便于本病后续治疗以变换穴位。采用电脉冲断续波替代手法捻转。头顶四神聪可以粗艾条悬灸或以TDP治疗器做温热治疗，其热度须达到烘热内透的效果。

3.**细灸条的应用** 对精神抑郁和焦虑较重患者，针刺完毕后，以细灸条灼灸四神聪和风池穴三五壮开窍解郁。灸时，吹去灸条上灰烬，对准穴位行雀啄灸，灸后患者有灼热应激而微汗出的反应，这是正常现象。灸风池穴，火勿过大而起疱，避免感染。

4.**导引存念术的应用** 针刺留针过程中，可以导引术引导患者排除杂念，放松肢体，安心静息。使舌顶上颚，意守丹田，待口腔内有唾液时，应徐徐沿咽喉下咽，送至丹田。

六、嗜睡

嗜睡是指睡眠过多而言，包括现代医学的"发作性睡病"。

临床表现：不论白天、夜晚，时时欲睡，睡则甜畅，呼之可醒，醒后复睡，难以自制。或夜间睡眠已足，但白天依然精神萎靡不振，身困懒动，思睡欲眠。

【治疗选穴】

体针：百会、四神聪、照海、申脉、鼻交、心俞。

【针刺技法】

（1）鼻交：鼻背正中线上，鼻骨的最高处微上小凹陷中（见图5-14）。取穴时，用仰靠位，以指从眉心沿鼻茎向下触按，至鼻骨最高处，其上微陷处是穴。针法：向鼻尖方向，刺入2~3分，小幅度捻转至鼻部有酸胀感。

（2）申脉：外踝尖直下，踝边凹陷中取穴。针法：斜刺向内下方，深0.5~1寸，有局部酸胀感。

（3）百会、四神聪、照海、心俞：参见有关章节。

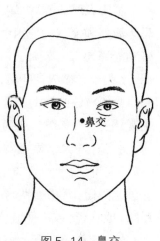

图5-14　鼻交

【临床技法要领】

1. 针必得气，手法务重　针刺百会、四神聪法见前述。针刺本病务须每穴得气，较大幅度捻转，强刺激，以患者耐受为度。

2. 交替用穴，预防耐受　本病治疗周期较长，宜分组配穴。推荐两组穴，每3~5次治疗后交替转换：

（1）四神聪、心俞、照海：先针心俞穴，向脊柱方向斜刺，使针感向肋间传导。若未成功，退针少许，针尖稍偏上再刺。有传导后，捻转手法，维持针感。然后针四神聪，沿皮横刺向前，以得气为度。再针照海穴，直刺，有针感后，捻转手法，强刺激，以患者耐受为度。均留针15~20分钟，间歇捻针。每日1次。

（2）四神聪、申脉、照海：针申脉，徐徐进针，使达1寸。大幅度捻转，局部可有热胀感。然后针四神聪，沿皮横向对刺。再针照海，刺入1~1.5寸，用捻转强刺激手法，取得明显酸胀感或放散感。各穴再以捻转手法，使针感持续数分钟，出针。每日1次。

3. 鼻交单穴长留针　单针鼻交穴亦可取良效，针刺得气后小幅度捻转手法，留针1小时，间歇捻转。每日1次或2次。毫针选细针。发作前针刺为好。本穴也可与前两法配用。

4. 艾条疗法的应用　粗艾条悬灸或细灸条灼灸，可增强疗效。

七、癔症

癔症是由精神因素刺激或由暗示因素而引发的一种神经官能症。临床专科检查通常无神经系统损害或器质性病变。

临床表现：病状多端，常由情志因素如悲愤、委屈，或意外受伤、坠倒，惊恐等激烈和突然的原因引起。表现为精神障碍，运动障碍，感觉障碍以及内脏功能障碍等。就针灸科临床而言，求医者大多表现为：①癔症性昏睡、木僵：多起于悲愤或惊吓后，突然昏倒，呼之不应，推拉不动，肢体松软或僵硬，双目紧闭或眼睑跳动。撑开眼睑可见眼球转动。②癔症性瘫痪：多起于某种主观感受的"受伤"（或确有受伤）后，肢体突然不能活动而瘫软。被救治于床上躺卧，并无明显瘫痪征，但不能站立或开步行走。有的突然失去发音能力，不能讲话，或声音嘶哑，只能用耳语，或用手势或书写来表达自己的意思。③感觉障碍：常由一些与感觉有联系的事件所引发。表现为突然失明，视物黑矇；或耳聋，或半侧肢体麻木；或咽中梗阻，咽之不下而常做干咽动作。其他有的患者还有气促、尿频急等多种表现。

【治疗选穴】

体针：四神聪、人中、合谷、大陵、涌泉、天突。

（1）昏睡或木僵：定神、内关。

（2）肢体瘫痪：曲池、少商、环跳、阳陵泉。

（3）失明或黑矇：攒竹、睛明、行间。

（4）喉梗：照海。

（5）耳聋：听宫、翳风。

（6）失声不语：廉泉、天容。

（7）胁肋部病症：相应夹脊穴。

【针刺技法】

（1）涌泉：足掌心前 1/3 与后 2/3 交界处，即足趾跖屈时有凹陷之处。针法：直刺 0.5~1 寸。重刺激，有时患者因突然感受强刺激而自然屈腿收缩，则瘫者立愈。

（2）定神：人中沟下 1/3 与上 2/3 交界处（见图 5-15）。针法：斜刺向上 1~1.5 寸，有酸胀痛感，并可向上扩散。重刺激，有时患者可摆动头部或叫喊发声，均有益于愈病。

（3）听宫：张口取穴，耳屏正中前凹陷处。针法：微张口，直刺，针尖微向下，深 1~1.5 寸。强刺激，局部酸胀感，可扩散至半侧面部。有时耳

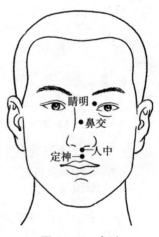

图 5-15　定神

鼓膜有向外鼓胀感。

（4）翳风：耳垂下后，乳突与下颌骨间的凹陷中。针法：斜刺，稍向内前下方、同侧口角方向，深1寸。局部酸胀感，有时向咽部扩散。

（5）少商：拇指桡侧爪甲角旁0.1寸处。针法：斜刺向上，深0.1寸，局部有疼痛感。有时患者有肘腕回缩运动。

（6）天容：下颌角后下方，胸锁乳突肌前缘。针法：直刺向舌根部，深0.5~1寸，有局部酸胀感并扩散至舌根部或咽喉部。

（7）行间：蹈趾、二趾趾缝间赤白肉际处。针法：斜刺向上，深0.5~1寸，有酸胀感向足背扩散。强刺激，有时患者有下肢屈缩的动作，有益于愈病。

（8）廉泉：喉结上方、舌骨下缘凹陷处。针法：直刺0.5~0.8寸，有局部酸胀紧迫感，大幅度捻转手法，强刺激不留针。

（9）四神聪、人中、合谷、大陵、天突、内关、攒竹、睛明、照海、相应夹脊穴、曲池、环跳、阳陵泉：参见有关章节。

【临床技法要领】

1. 针必得气，手法务重　癔症诸症，非真病而在于患者神机假设，即自我设限的能力障碍，其治在于巧运神机打破假设，瘫者使之动，僵者使之活，音闭者使之言，故针必得气，手法务重。

2. 加强神机的暗示　一是要帮助患者建立"我的疾病很快能治好"的信念，并让其理解所采用的治疗是"最佳的"方法等。二是要让患者体会到针刺的感应和针刺感应可带来的治疗效果，诱导神机，比如瘫肢针感上下传导和肢体收缩表明恢复了运动功能；咽部的酸胀感及起针后消失表明可说出话来；"失明"患者出针后针感消失，一睁开眼睛就可看得清东西；耳部针刺发胀后即可使听见声音等。对木僵患者，虽然强烈针感后的酸软、松弛反应对恢复木僵有作用，但临床多要求疗效即刻显著。为此可针刺"病变"局部以外的穴位，以免局部的强烈针感反而加重痉挛或抽搐。例如可针刺或指压天突，同时缓缓揉动患肢关节。活动关节时可让患者注意力集中到未病的肢体关节，让未病的关节做主动或被动活动，同时医者或陪伴协助患者使"患肢"做相应的被动活动，这样往往可立竿见影。从某种意义上说，选穴并非是提高疗效的唯一因素，暗示和诱导常是提高疗效的关键。

3. 突出病状的配穴　针对突出的病状配穴，照上述常用穴位或各对症穴位选用，针刺时可留针或不留针，若患者病状解除或改善，可不留针，而采取加刺一个或两个穴位的方法处理。若病状改善不理想，可留针，间歇捻转加强刺激；并采用针尖朝向法，或指循法，力求做到使针感传导到"病变"的部位或器官，如使瘫肢针感上下传导，或使肢体肌肉收缩，失语者咽喉部发胀等。

4. 细灸条灼灸 用燃着的细灸条对四神聪等相关穴位灼灸，每穴 3~5 壮或更多。慢手法使充分灼热，患者有应激性收缩或躲避，可促使患者自破神机假设而收工。

八、痫证

亦称癫痫，因发作时患者发出类似羊鸣的叫声，故俗称"羊痫风"。本证是一种短暂的意识和精神障碍性疾病，有原发性和继发性之分。原发性与遗传有关，无明显病因可查；继发性主要由先天脑畸形、脑部感染、肿瘤、寄生虫、脑外伤、中毒及脑动脉硬化症等多种疾病引起。虽然西医药对本病有较好的药物治疗效果，但许多患者经常自行停药，导致复发。针灸仍是一种有价值的辅助治疗方法。

临床表现：初发病时猝然昏倒，不省人事，牙关紧闭，口吐白沫，角弓反张，抽搐劲急，或有吼叫声，发作后肢体酸痛疲乏，略加休息后即可恢复如常人。后期发作次数频繁，抽搐强度减弱，醒后精神萎靡。本证发作无定时，数日或数月一发，重者每日数发。每次发作持续数分钟或更长时间方能复苏。

【治疗选穴】

体针

（1）发作时：百会、水沟、后溪；或单用四神聪。

（2）间歇期：印堂、心俞、鸠尾、腰奇。

【针刺技法】

体针

（1）鸠尾：前正中线上，当胸剑联合部下 1 寸。针法：向下斜刺 0.5~1 寸。中等刺激，有局部酸胀感或向上腹部放散。

（2）腰奇：又名"腰眼"穴，当第四腰椎棘突下，旁开 3.5 寸的凹陷中。针法：直刺 1~1.5 寸。中等刺激，有局部酸胀感。

（3）百会、水沟、后溪、四神聪、印堂、心俞：参见有关章节。

【临床技法要领】

1. 癫痫发作与缓解期的治疗 急性癫痫发作，按发作时取穴，四神聪、百会、水沟、后溪均宜重手法刺激，以强刺激开窍，后溪穴可针入 1~1.5 寸透劳宫。并以细灸条灼灸四神聪、百会,每穴 5~8 次或至苏醒。间歇期按上述穴位,每日针刺 1 次,可采用中等量刺激。

2. **分组配穴,交替治疗** 由于癫痫病程长,治疗周期也长,治疗方法可有计划地选择头胸腹下肢或头胸背上肢体针穴组,5 次或 10 次交替变换穴位治疗。同时应嘱患者遵守医嘱,不要自行服用抗癫痫药物。

3. **注意事项** 针灸治疗本病疗效较好,但对继发性癫痫,应重视原发病的治疗,持续发作伴有高热、昏迷等危重病例必须采取综合疗法。告诫癫痫患者不宜单独外出,不宜在机器旁工作,更不宜高空作业。

九、眩晕

眩晕是指头昏目眩,视物旋转,以至站立不稳的症状而言。可见于高血压、神经官能症、耳源性疾病和颈椎病等。

临床表现:发作突然,视物旋转,平衡失调,站立不稳。轻者躺卧或闭目可以缓解,重则眩晕依然,并有恶心呕吐,面色苍白,耳鸣等症。

【治疗选穴】

1. **体针** 风池、太冲、翳风、听宫、内关、安眠、百会。

2. **头针** 晕听区。

【针刺技法】

1. **体针** 体针各穴针刺技法:参见有关章节。

2. **头针** 晕听区:耳尖直上 1.5cm 处,向前后各延长 2cm 的水平线〔见图 5-2(3)〕。针法:从晕听区前起点进针向后沿水平方向横刺,深 4cm,强刺激,快速捻转,每分钟约 200 次频率。

【临床技法要领】

1. **强刺激,重视得气感传** 针刺风池穴向口角方向,使针感向前额传导。若仅有局部针感,稍退针再探寻。针刺百会可向前后左右透刺四神聪。若以灸法,先以雀啄灸 8~10 次。不效或欠佳时,改用悬灸,要使充分灼热透骨。针太冲针尖向上,内关、安眠、听宫直刺,均取强刺激。留针 20~30 分钟,间歇捻转手法。每次取 2~3 对穴。先头面及颈项部穴,后针肢体穴位。每日 1 次或 2 次。

2. **头针的应用** 头针疗法,手法要强,感应要强,可及半侧头项部。留针,间歇捻针,使保持持续的针感。

3. **灸法的应用** 若肢冷畏寒,面色苍白,以灸法为宜。灸百会、四神聪、足三里、中脘、印堂。患者觉得舒适则有助于症状缓解。

十、呕吐

呕吐是指胃脘部不适、恶心，胃内食物等从口中涌吐而出的症候，是多种疾病的一个常见症状，尤以外感风寒、暑湿或饮食不当为多见。神经性呕吐则可反复发作。

【治疗选穴】

体针：内关、中魁、中脘、公孙、阳陵泉。

【针刺技法】

体针

(1)中魁：在中指背侧近侧指间关节的中点处。握拳，于中指背侧近端第二指关节横纹中点取穴。灸法：悬灸或雀啄灸。

(2)内关、中脘、公孙、阳陵泉：参见有关章节。

【临床技法要领】

1. 体针的应用 上述各穴均有较好和胃止呕的功效，中魁为经外奇穴，可用于神经性呕吐，或一般呕吐。针内关，可取双侧穴，直刺 0.5~1 寸，以提插捻转手法增加刺激量，留针 20~30 分钟。留针期间，间歇捻转以维持刺激量，并让患者做大口深吸气运动。每日 1~2 次。若伤食吐，加刺公孙，直刺 0.5~1 寸，强刺激，留针，同时做腹部顺时针按摩。若呕吐清水，不腐不臭，喜暖畏寒，改灸中脘、中魁，用悬灸温和灸法，务以烘热舒适为度，灸法不拘时间次数。若脘腹痛加针阳陵泉，强刺激，针感应向下传导。

2. 妊娠呕吐的处理 轻者用灸中魁法。悬灸务须烘热，灼灸应至身有微热。可一日数次，以患者舒服为度。若重症可用内关透外关，中强度刺激。若反复呕吐，参前第 1 条穴法。

十一、呃逆

呃逆是一种不自主地膈肌痉挛。

临床表现：常在饮冷，或饮食过急之后发生。突然呃逆连声，短促频繁。可持续数小时，严重时则昼夜不停。妨碍谈话，呼吸，睡眠。

【治疗选穴】

体针：天突、膈俞、鼻交、翳风、中魁。

【针刺技法】

体针

(1)鼻交：位于鼻背部正中线、鼻骨最高处微上方凹陷处(见图5-14)。针法：斜刺向上2~3分，轻捻转持续1分钟。若呃逆不止，可继续捻转或留针数分钟，留针期间，间歇捻针。

(2)天突、膈俞、翳风、中魁：参见有关章节。

【临床技法要领】

上述各穴单针或指压均可取得明显效果。

1. 单针操作，务求较强针感　本病治疗的技术关键是要有足够较强的持续的针感。可针可灸可留针观察，间歇捻转刺激。艾灸可于中魁、膈俞以细灸条灼灸，各穴3~5壮，务灼热。患者在应激状况中膈肌自热松弛而呃止。对顽固性呃逆，取上穴1~2个，加刺人中，可有即时止呃的疗效。

2. "动留针术"的应用　针或灸治疗的过程可配合动留针术之吞津利咽法，让患者主动憋气止呃，可逆转气逆而止呃，提高疗效。

十二、噎膈

噎指进食吞咽困难，膈指饮食梗阻胸膈，停滞不下。本证近似贲门痉挛、食管炎、食管息室、食管癌、贲门癌以及食管神经官能症。中年以上的患者，应尽早就医检查，排除癌症的可能性。

临床表现：噎膈初起，先有不同程度的吞咽困难和胸闷胸痛，自觉有物梗阻，进流质和半流质的食物尚能通过，进固体食物则梗阻难下，即食即吐，带有痰涎、呃逆、嗳气等，随着病变的发展，梗阻逐渐加重，虽进流质，亦难咽下，食入呛咳等。

【治疗选穴】

体针：廉泉、天突、膻中、巨阙、气海、足三里、内关、脾俞、胃俞、膈俞。

【针刺技法】

体针

(1)巨阙：上腹部，当脐中上6寸，前正中线上。针法：向下斜刺0.5~1寸，有局部酸胀感，勿直刺过深，以免损伤内脏。

(2)廉泉、天突、膻中、气海、足三里、内关、脾俞、胃俞、膈俞：参见有关章节。

【临床技法要领】

1. "穴法"的操作　针天突穴时进针应缓，慢慢进针并停顿施以捻转。在安全深度内,以中强度刺激。膻中、气海等穴针后可加灸。针灸治疗贲门痉挛、食管炎等食管功能性疾患,疗效较好,有时甚至有立竿见影的效果。对食管癌、贲门癌能改善胸闷、胸痛和吞咽困难等症状。

2.注意事项　食管癌患者应早期接受手术治疗,然后针药并用,综合康复。

十三、胃下垂

胃下垂是指胃在腹腔内的位置较正常低并引起一系列临床症状而言。多见于瘦长体型的人。临床表现:胃脘饱胀,食后更甚,有的进食后有腹下坠感及腰痛,甚则呕吐、嗳气,躺卧后症状可有缓解。患者消瘦,乏力,饮食减少,大便不调。

【治疗选穴】

体针

(1)胃上、关元、气海、足三里。

(2)提胃穴、中脘、下垂。

【针刺技法】

(1)胃上:脐上 2 寸,正中线旁开 4 寸(即下脘穴旁开 4 寸,见图 5-16)。针法:横刺,针尖向脐中或天枢方向沿皮横刺 2 寸。感应:腹部发胀,并可有脐部抽动感和胃部收缩感。

(2)提胃穴:气海旁开 2 寸(见图 5-16)。针法:向曲骨方向斜刺 2 寸,有腹部抽动感和胃部收缩感。

(3)下垂:足三里下 1 寸(见图 5-17)。针法:直刺 1~1.5 寸,局部有酸胀

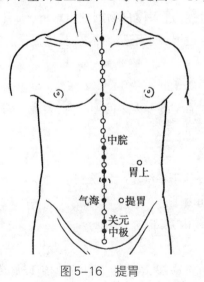

图 5-16　提胃

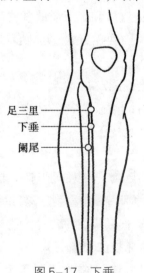

图 5-17　下垂

感,并可上下传导。

(4)关元、气海、中脘、足三里:参见有关章节。

【临床技法要领】

1. 按胃下垂程度选穴,结合"动留针术"提高疗效　治疗配穴及技法按胃下垂程度是否进入脐下盆腔为界。

(1)胃下垂在 6cm 以内,针刺左、右胃上穴,用 26 号 3 寸粗针,针刺入肌层,针尖向气海方向透刺。当达到所需位置后,捻转针体,患者可有腹部发胀或脐部抽动感。再针足三里,强刺激手法,并留针。然后医生以右手虎口叉开,托住胃底,缓缓用力上托,同时嘱患者做吸气提肛动作,吸气末时保持5 秒左右再放松。施术过程中,要间歇捻动针体,并捻转后造成人为滞针,着力提针(实际并不将针提出)以加强对肌腠的刺激,然后再托胃。如此反复操作。隔日 1 次,10~20 次为 1 个疗程。

(2)胃下垂到盆腔内时,针第二组穴。先刺提胃穴,进针后沿肌层向曲骨穴透刺,捻转手法宜重,以达腹部有酸胀感和向上抽动感。此时再针中脘,直刺 1~1.5 寸,并以捻转手法加强针感。再刺下垂穴,手法同中脘穴。留针 30分钟,间歇捻针,以加强针感。隔日 1 次,10 次为 1 个疗程。

2. 自我导引,升提中气　每次治疗后,平卧 15 分钟。治疗期间,少吃多餐,避免重体力劳动。同时每日晨、晚空腹时做腹肌锻炼,包括:①腹式呼吸,单腿抬高 60°~70°(两腿交替);②双腿并拢抬高 60°~70°;③仰卧起坐等。锻炼时运动量适度,不要过劳。每天早晚可自行悬灸神阙穴半小时,使脐部充分烘热,深达腹内。

十四、慢性腹泻

慢性腹泻是指经常性排便次数增多,粪质稀溏而言。其发病原因有肠原性、功能性等多种。

临床表现:腹泻稀溏,或有黏液,经常脐周隐痛。痛时欲便,便后疼痛或有缓解,或不缓解。患者消瘦,食欲减退,神倦乏力。有的患者稍吃油腻即腹泻复发加重,有的则因工作紧张而腹泻复发加重。

【治疗选穴】

体针

(1)足三里、天枢、气海、神阙、脾俞、命门。

(2)脾俞、命门、足三里、公孙。

【针刺技法】

体针

（1）天枢：脐旁 2 寸。针法：直刺 1~1.5 寸，有局部酸胀感。

（2）气海：脐下 1.5 寸。针法：直刺 1~1.5 寸，有局部酸胀感。

（3）命门：第二腰椎棘突下。针法：直刺 1~1.5 寸，有局部酸胀感或麻电感，并可向下放散。

（4）脾俞：第十一胸椎棘突下旁开 1.5 寸。针法：向椎体方向斜刺 1~1.5 寸，局部有酸胀感，并可向两腰胁放散。

（5）足三里、神阙、公孙：参见有关章节。

【临床技法要领】

1. 分组实施，交替换穴　本病为慢性病，往往初起见效较快，但易见反复。前两组穴位分别为腹部配下肢穴位和背部配下肢穴位，便于仰卧或俯卧取穴治疗。针刺时宜较强刺激。5 日或一疗程后交替换穴组治疗。可用电针，腹部组连接天枢、足三里；背部连接脾俞、足三里或命门、足三里，采用断续波，中等强度，每次 20 分钟。

2. 针灸联合应用　针与灸相结合，治疗效果会更好。在实际临床操作中，常常采用针与灸相结合的方法，治疗本病可有更好的疗效，其方法：先针后灸，神阙穴不针，每日施灸，采用悬灸法，使烘热深透腹内，约 5~10 分钟。气海、足三里、命门，可针时加悬灸。

3. "动留针术"的应用　留针过程中，患者可做缓慢的腹式呼吸或提肛运动，运动过程中要憋气，坚持数秒，再做下一步动作。

十五、便秘

便秘是指两天以上排便一次，粪便干燥、坚硬，排便困难，有时腹部有满胀感。便秘可影响食欲、睡眠。

【治疗选穴】

体针

（1）大横、水道、丰隆。

（2）天枢、归来、上巨虚。

【针刺技法】

体针

（1）上巨虚：足三里穴直下 3 寸。针法：进针 1~1.5 寸，有局部酸胀感，并可向上下放散。

（2）大横：肚脐旁开 4 寸。针法：直刺 1~1.5 寸，大幅度捻转，使局部有较强胀感，或患者有腹内气窜感。

（3）水道：肚脐直下 3 寸（当关元穴），旁开 2 寸处。针法：直刺 1~1.5 寸，有酸胀感扩散向侧腹部。

（4）归来：脐直下 4 寸（当中极穴），旁开 2 寸处。针法：直刺 1~1.5 寸，下腹部有酸胀感。

（5）丰隆、天枢：参见有关章节。

【临床技法要领】

1. 强刺激、重气至　以上两组穴位均有较好增加肠蠕动、通导大便的作用。各穴均宜较强刺激。大横、天枢、上巨虚，亦取强刺激，并留针，间歇捻针，腹内可有气窜动。若产生便意，可如厕排粪。一般一日 1 次，直至大便恢复正常。治疗期间，应多喝水，多吃蔬菜，并养成定时大便的习惯。

2. 电针的应用　电针分别连接大横、丰隆或天枢、上巨虚，连续波增加肠蠕动，每次 20 分钟，一日 1 次。

3. 灸法的应用　若大便并非十分结燥，而是无力排出，并有形体畏寒肢冷等，则属虚秘。多见于病后或年老体弱之人，可在百会、神阙穴加灸。采用悬灸法，使烘热深透，时间次数不限。

十六、急性胃肠炎

急性胃肠炎是由于暴饮暴食，或食用不洁或有毒性的食物所引起。以腹痛，腹泻，呕吐为主要症状。多发于夏秋季节。

临床表现：有进食生冷、腐败或不洁食物的经过。突然发生恶心呕吐及腹泻，腹泻可日达 10 余次或更多。便质稀薄犹如水样，少数患者可便出米汤或洗肉水样大便。有的患者可有腹痛不适，甚则两腿抽筋，唇青肢冷等。

【治疗选穴】

体针

（1）中脘、足三里、天枢。

（2）内关、公孙。

（3）十宣、神阙。

【针刺技法】

（1）十宣：两手各指头尖正中，距指甲 1 分处。针法：用三棱针对准穴位点刺,使其出血。点刺前,以左手握紧患者所刺之手指,亮出指头,消毒后以三棱针快速刺入1分,出针后即有血冒出。若出血紫黯,出量应稍多,至转成淡红色后以干棉球压迫。

(2)中脘、足三里、天枢、内关、公孙、神阙:参见有关章节。

【临床技法要领】

1.分轻重选穴 对病状不甚重的患者,用(1)组穴;呕吐甚,包括干哕不出者加用(2)组穴;唇青肢冷,吐泻重症先用(3)组穴后再针前两组穴。

2.针感要求 针刺中脘、天枢,可针入1~1.5寸。有针感后,用强刺激捻转手法,使针感扩散于肚脐周围。针足三里的针感应向上或向下传导。留针可半小时或更久。留针期间须间歇捻转加强刺激。针内关,针尖略向上斜刺入,用强刺激,使针感向上传导。针公孙穴,刺入1寸,使针感放散至足底。均如上法留针。针后可以接电针,连接天枢、足三里,以疏波保持刺激。针刺治疗,一般一日1次,重症可一日2次,症状大部分消失即可停针。

3.放血和艾灸疗法的应用 重症患者,先于十宣放血后,再施上述针法。若肢冷明显而不易放出血,则可先对上肢进行推摩,从上向下推压,使肢端血流通畅后,再按十宣放血法操作。出血鲜红者,出血1~2滴即可;若血色紫黯,可稍多1~2滴,至血色转为淡红。若患者肢冷唇青,腹中冷痛,在经上法处理后再予神阙穴以艾条悬灸,使烘热深透腹内。时间为半小时或更长。

4.重视中西医结合对症处理 针刺治疗急性胃肠炎有较好疗效。因吐泻严重失水,可有电解质紊乱及血压下降等,应予中西医结合对症处理。

十七、尿路感染

尿路感染是指尿道、膀胱、输尿管、肾盂或肾脏因病菌侵入而引起的病症。

临床表现:尿时不畅快,频急而痛,或尿时外阴感觉灼热,小便短涩。有的小腹胀痛或腰痛,并伴恶寒发热、身困乏力等外感症状。慢性患者经常反复发作,症状可轻可重。

【治疗选穴】

体针

(1)中极、归来、三阴交。

(2)肾俞、膀胱俞、次髎、三阴交。

【针灸穴法】

(1)次髎穴:在第二骶后孔中。取穴时,患者俯卧位。针法:针刺前,先摸到骶骨脊和外上方的骨形凸起，即髂后上棘，在髂后上棘内下方约 1.3cm 的骨性凹陷即是次髎穴所在的第二骶后孔。摸到第二骶后孔，押手应着力触压，感知骶后孔的开口和走向，然后顺着孔径插针，进针 1~1.5 寸，会有酸胀感并扩散至会阴部。

（2）中极、归来、三阴交、肾俞、膀胱俞：参见有关章节。

【临床技法要领】

1. 强刺激、重气至　两组穴位针刺，均有较好效果，重在刺激得气后捻转强刺激，有感传更佳。中极、归来、三阴交为第一组；肾俞、膀胱俞、次髎为第二组。症状明显或单用一组穴位效果欠佳时，可两组交替使用。

针中极、归来（左右各一穴）共三针。其针法是针尖应向外阴部偏斜，深 1~1.5 寸，针感应放射至前阴部和大腿内侧。取得针感后，再针三阴交。针三阴交时针尖略向上偏斜，深 1~1.5 寸，若采用指循法，使针感向上传导，然后留针。针肾俞向脊柱方向。膀胱俞直刺。针次髎穴应针入骶后孔，使酸胀感从骶部向下，或会阴肢放散。各穴均应取得较强的针感，并通过捻转提插使留针期间针感持续存在，尤其是小腹部的三针。每日 1 次或 2 次。

2. 电针的应用　电针脉冲刺激，可保留较强的感应。可分别连接左右次髎、三阴交，或归来、三阴交，中强刺激，以患者耐受为度。

十八、急慢性前列腺炎

前列腺炎是男性泌尿生殖系统的疾病，常因病菌感染而发生。老年人因前列腺肥大，抗病力减退更易发生。

临床表现：可有急性和慢性之分。急性前列腺炎，发作时可有发热、尿频、尿急、尿痛、腰部酸胀等症，与尿路感染相似。慢性前列腺炎症状表现不一，可有小溲不畅，短涩，滴沥不畅，尿道口有白色分泌物流出，会阴及腰部不舒服，且常伴有阳痿、早泄、遗精等性功能障碍。专科检查可见前列腺肿胀及前列腺液异常。

【治疗选穴】

体针：肾俞、次髎、关元、中极、三阴交、足三里。

（1）关元、中极、三阴交。

（2）肾俞、次髎、足三里。

【针刺技法】

各穴针刺技法：参见有关章节。

【临床技法要领】

1.强刺激、重气至，分组交替　上述两组穴位针刺，均有较好的效果。慢性病者，治疗周期较长，可两组交替使用。针刺肾俞时针尖向脊柱方向。针次髎应刺入骶孔，使腰骶部酸胀感或麻电感向臀下肢放散。针刺关元应略向下斜刺，可深1.5~2寸，局部有酸胀感并向外阴部放散。针三阴交时针尖略向上斜刺，使针感向上传导。针足三里时提插捻转，使局部酸胀并上下传导。针感取强刺激。每日取腹背或下肢各1~2对穴治疗。留针期间要间歇捻针使针感持续。急性期的治疗可参见"十七、尿路感染"，以尽快改善症状。慢性期每日或隔日针刺一次。且于肾俞、足三里、关元加灸，使烘热透达深部。

2.电针的应用　电针脉冲刺激，可保留较强的感应。可分别连接次髎、足三里，或关元、三阴交，中强刺激，以患者耐受为度。

3.自我按摩的应用　平时会阴穴按摩(会阴在阴囊与肛门之间)。其自我按摩法：全身放松，排除杂念，屈膝仰卧，以中指尖及指腹前部旋揉至局部发热，然后以指尖对准会阴穴顶按，使有明显的酸胀感。并屏气提肛，着力顶压，然后换气，如此反复操作。

十九、遗精

遗精是指非正常生理性经常梦中射精或精自遗而泄，并伴有其他不适而言。一般成年未婚男子一周余遗精一次，且没有其他不适，这不属病态。

临床表现：可分梦遗和滑精两种。梦遗是睡梦中有精液射出，滑精是无梦泄精，甚或白天随意念感动也有精液自流而出。遗精和滑精后均有头昏头晕，神倦乏力，腰酸，失眠，食欲不振等症。

【治疗选穴】

1.体针

(1)关元、大赫。

(2)志室、心俞、三阴交、足三里。

2.头针：生殖区。

【针刺技法】

1.体针

(1)大赫：中极穴旁开0.5寸处。针法：直刺1~1.5寸，局部有酸胀感并放散至会阴部及大腿内侧。针前应排空小便。

(2)心俞：第五胸椎棘突下旁开1.5寸。针法：向脊柱方向斜刺，深0.5~1

寸,有局部酸胀感,或并可沿肋间放散。

(3)关元、志室、三阴交、足三里:参见有关章节。

2. 头针　生殖区:从额角处向上引平行于头前后正中线的 2cm 长的直线。若额角不明显,以眉上四横指为前发际(3 寸),距正中线 3 寸处是本神穴,4.5 寸是头维穴,可在本神穴与头维穴中间取之[见图 5-2(4)],针刺从额角向后沿皮平刺 1.5 寸,可有头皮紧张感。

【临床技法要领】

1. 分组交替,重得气感传　针刺关元、大赫时,直刺,针尖略向下,深 1~1.5 寸。治疗前排空小便。要有强烈的酸胀感并向会阴部及大腿内侧放散。针刺志室深 0.5~1 寸,局部有酸胀感并向臀部放散。针刺三阴交时针尖略向上,使针感向上传导。此四穴为主穴。得气后留针,留针期间间歇捻针以维持针感。若梦遗加刺心俞。若滑精加刺足三里,并于关元穴、足三里穴加悬灸法,使烘热深透于内。每日或隔日 1 次。

2. 头针疗法的应用　以 1.5 寸针刺入穴区,快频率捻转,每分钟约 200 次。然后留针半小时,间歇捻针。均用双侧穴位。隔日 1 次。亦可以针刺头针生殖区同时加刺双侧内关穴,并连接电针治疗,有较好疗效。

二十、阳痿

阳痿是指行房时阳物不举或举而不坚的症候。常伴有神疲乏力、腰膝酸软、畏寒肢冷等症。

【治疗选穴】

1. 体针

(1)肾俞、腰阳关、次髎、三阴交。

(2)关元、然谷、足三里。

2. 头针　生殖区。

【针刺技法】

1. 体针

(1)腰阳关:第四腰椎棘突下。针法:直刺,针尖稍向上,深 1~1.5 寸。得气后局部有发胀感,至深部时两下肢有麻电感,或可向下肢放散。

(2)然谷:足内踝前下方,大骨(舟骨)突起下缘凹陷中。针法:直刺 0.5~1 寸,局部有酸胀感,并放射至足底。

(3)肾俞、次髎、三阴交、关元、足三里:参见有关章节。

2. **头针** 技法参见有关章节。

【临床技法要领】

1. 体针的操作 体针两组穴位均有较好疗效,可交替使用。针刺关元应使针感达于会阴部或龟头。针肾俞应使腰臀部有酸胀感。针刺腰阳关穴,至深部时应谨慎操作,不要过深,一旦麻电感出现即不宜再进针,可退针少许,然后施以捻转。针次髎应刺入骶后孔。要求较强的针感。然谷宜直刺。针三阴交,针尖略偏上,使针感向上传导。

2. 灸法的应用 灸法治疗取关元、腰阳关,用悬灸,使充分烘热透达于内,每穴10分钟,每日1次。

3. 头针的应用 头针治疗方法参见"十九、遗精"。

各种方法互相结合,综合使用可提高疗效。但治疗期间应禁止房事1个月以上。观察2~3个疗程。一个疗程7~10天。

二十一、泌尿系结石

泌尿系结石系指肾结石、输尿管结石和膀胱结石,部分不适宜手术治疗的患者需借助中医药与针刺疗法。针刺疗法对解除绞痛、促进排石具有一定效果。

临床表现: 尿路不畅,尿时困难。排尿突然中断,并伴小腹及腰部胀痛,尿中带血。腹痛、腰痛多发生于一侧。有时疼痛突然加剧,并向下放射至会阴部,疼痛难忍,以至面色苍白、出冷汗、呕吐等,称为肾绞痛。患者经腹部X线平片及泌尿系造影,多能明确诊断。

【治疗选穴】

体针

(1)肾与输尿管上段结石:肾俞、三焦俞、京门、气海。

(2)输尿管中下段及膀胱结石:肾俞、次髎、膀胱俞、中极、水道。

【针灸穴法】

(1)三焦俞:第一腰椎棘突旁开1.5寸。针法:直刺,略斜向脊柱方向,深1~1.5寸,较大幅度提插捻转,应取较强针感,以患者耐受为度。

(2)肾俞、京门、气海、次髎、膀胱俞、中极、水道:参见有关章节。

【临床技法要领】

1. 按病灶部位配穴 体针治疗,取与结石同侧的腹部与腰骶部穴位,并交替使用,下肢加阳陵泉或三阴交,取双侧穴位。针刺气海、水道、中极,应将针尖向会阴部方向略斜刺入 1~1.5 寸,使酸胀感强烈,或放散至会阴部或大腿内侧。针刺肾俞、三焦俞、膀胱俞、次髎,应使酸胀感放散至腰臀。刺京门,应取侧卧位,押手固定第十二肋骨端,直刺 0.5~0.8 寸,忌过深,不提插,以捻转手法加强刺激。其针感可扩散至肾区或向少腹放散。肝、脾肿大的患者,尤宜谨慎。每日针刺一次,每次留针半小时,间歇捻针。10 次为一疗程。

2.**"动留针术"的应用** 进行针刺前应多饮水,以治疗前 20 分钟左右为好,饮水量 250~500ml。针刺后往往都遗留有酸胀的针感,此时可配合一些辅助治疗方法:①肾区叩打。取健侧卧位和半卧位用空拳对准三焦俞、肾俞、京门穴叩打,约 3~5 分钟,使病侧腰胁产生振动。叩击动作柔和,不要过猛,以免造成损伤。②跳绳活动。原地单脚(患侧)或取双脚跳跃,有如跳绳样,约 3~5 分钟。

结石横径大于 1cm,肾绞痛反复发作,非手术保守治疗(包括中西医结合)已较长时间,或有严重梗阻及感染和大量血尿等,应考虑手术或碎石术。

二十二、急性尿潴留

急性尿潴留是指膀胱内积满尿液但不能排出而言。常见于尿道梗阻,前列腺肥大,或跌打损伤、产后或外科手术以后以及脊髓病变。精神紧张,神经张力改变亦可引起。

临床表现: 小腹胀满,膀胱充盈,想尿却排不出。或膀胱充盈按之满实而无尿意。有的患者虽有尿液排出,却是点滴而下,尿时困难。

【治疗选穴】

1.体针

(1)关元、中极、三阴交。

(2)膀胱俞、次髎、阳陵泉。

2.头针 生殖区。

【针刺技法】

各穴针刺技法:参见有关章节。

【临床技法要领】

1.重视针刺感传 针感传导是取效关键。上述 2 组体针穴位或头针治疗具有解除尿潴留的效果。急性尿潴留膀胱充盈者,下腹部关元、中极宜取沿皮横刺,针尖向下。针刺三阴交穴针尖宜向上斜,使针感向上传导。取中强刺激,用捻转手法,或刮针柄法。腹部穴针感应向下放散至会阴部,留针

10~15 分钟。针膀胱俞,针尖宜向内上脊柱方向斜刺,使针感放散至腰骶部或下肢;针次髎应刺入第二骶后孔,针感放散至肛门或会阴部,取双侧穴。强刺激,以患者耐受为度。头针治疗,取双侧穴区。向后沿皮横刺,深 1.4 寸,然后以强刺激捻转手法,持续捻转数分钟,留针 20 分钟,间歇捻针 1~2 次,促使排尿。头针治疗安全效高,可留针较长时间,甚至在诱导患者排尿时也可留针,是较体针有利之处。每日 1 次或数次不拘。

2. 导引意念　针刺的同时或治疗结束解小便时应嘱患者精神放松和采取其自觉习惯舒适的排尿姿势,此时进行一些意念诱导有助于排尿,应予重视。如让患者回想自己早先顺利排小便的一些感觉,或者听小孩子排尿时大人嘴里发出"嘘嘘"催尿的声音,乃至让其听流水声音等。患者也可以自行热敷和按摩可加强疗效。随着患者精神放松,膀胱自然收缩,尿便排出成功。取关元或中极,先于小腹部缓和地揉按 2~3 分钟后,以拇指指腹对准穴位斜向下缓缓用力推压,持续半分钟,以促使尿意产生。也可教患者配合意念,想象一股气从下腹随推压冲出,配合腹式呼吸的呼气做更佳。

第五节　妇儿科病症

一、月经不调

月经不调是指月经周期不准,经量过多过少或颜色不正,并伴有全身其他不适而言。

临床表现:主要有月经提前、月经错后和月经先后无定期三种。

月经提前:月经每至则超前,达 7 天以上,甚至 1 个月两行。经色鲜红或紫,量多。伴有烦热不舒,口干渴,喜饮冷等症。

月经错后:常见月经延后而至,经色黯淡,量少质薄。并见身体瘦弱,面色苍白无华,畏寒喜暖等症。

月经先后无定期:月经差前错后,没有规律。经量或多或少,经色或紫或淡。伴体质虚弱,面色萎黄,食欲不振,头昏腰酸等症。

【治疗选穴】

1. 体针　关元、气海、三阴交。

(1)月经提前加太冲、太溪。

(2)月经错后加血海、归来。

(3)月经先后无定期加肾俞、交信、脾俞、足三里。

2.头针 生殖区。

【针刺技法】

1.体针

(1)血海:正坐屈膝取穴。在髌骨内侧缘上2寸,当股内侧肌内侧缘。针法:直刺,深1~2寸,局部有酸胀感。若针尖稍向内上倾斜,可使针感向髋部放散。

(2)交信:足内踝尖上2寸,胫骨内侧面后缘。针法:直刺0.8~1寸,有局部酸胀感。若针尖稍向上斜刺,针感可向上传导。

(3)关元、气海、三阴交、太冲、太溪、归来、肾俞、脾俞、足三里:参见有关章节。

2.头针 生殖区:参见有关章节。

【临床技法要领】

1.强刺激,重得气感传 针刺气海、归来,应先排空小便,针尖略斜向会阴部,直刺1~1.5寸,使针感放散至小腹和会阴部,或大腿内侧。针刺肾俞、脾俞应向脊柱方向,直刺0.5~1寸。脾俞穴针感可向胁间扩散;肾俞穴针感可放散至腰臀。四肢穴位针尖略偏于上,针感可向上传导。针刺加灸可用悬灸。月经提前宜针刺,针感应强,不用灸;月经延后和月经先后无定期,针灸并用为好。治疗月经不调,一般多在行经前3~5天开始针刺,连针3~5天,至下次月经来潮前再针。

2.电针的应用 电针连接气海、三阴交,连接关元、三阴交,调理胞脉,采用电脉冲连续波替代手法捻转。

3.艾灸或TDP热疗 用粗艾条悬于气海穴处施灸或TDP治疗仪照射,使烘热深透于内。

二、痛经

痛经是指行经前后或行经期间发生的下腹部疼痛而言,随月经周期而反复发作。

临床表现:月经来潮前后,或经期少腹及腰部疼痛,并见胸胁及两乳胀痛,经来不畅,经色紫暗。腹痛喜暖喜按,痛剧时则难以缓解,伴有恶心呕吐,大汗淋漓,腰膝酸软。月经下血块后慢慢缓解。

【治疗选穴】

体针:关元、归来、三阴交、地机、十七椎下。

【针刺技法】

(1)地机:阴陵泉下3寸,胫骨后缘取穴。针法:直刺1~2寸,酸胀感可扩散至小腿部。

(2)十七椎下:第五腰椎棘突下凹陷处(见图5-18)。针法:直刺1.5~2寸,局部有麻胀感,并向臀部放散。深刺时可有麻电感放散至下肢。

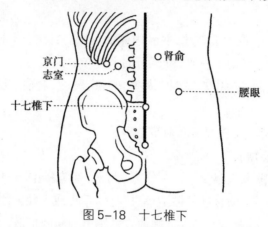

图5-18　十七椎下

(3)关元、归来、三阴交:参见有关章节。

【临床技法要领】

1.针刺时机　经行前一星期开始进行针刺,每日或隔日1次。若痛甚,每日可1~2次。

2.强刺激,重得气感传　直刺关元、归来穴,使针感放散至会阴部;针十七椎下可强刺激,提插捻转,有较强针感,会放散至臀或下肢;针三阴交、地机,针尖略斜向上,或用指循法,可使针感向上传导,对缓解疼痛有较好效果。以电针仪接归来、三阴交,采用电脉冲疏密波,以中等刺激为主,每次通电10~20分钟。

3.温灸及热疗的应用　本症多见肢冷畏寒、腹痛喜按喜暖明显,属虚寒性疼痛,可加用灸法增强疗效。用粗艾条悬于关元处施灸或TDP治疗仪照射。以充分烘热内透达整个少腹。

三、闭经

闭经是指女子青春发育期已过而无月经来潮,或原来已有月经又停经3

个月以上而言(妊娠和哺乳期除外)。

临床表现：中医辨证常分为血枯经闭和血滞经闭两类。血枯经闭：经量逐渐减少，终乃闭止。伴见身体虚弱，食欲不振，大便稀溏，神倦乏力等症。血滞经闭：月经闭止未至，少腹作胀或兼疼痛，烦热胸闷等。重症则腹部可有包块，大便干结，皮肤苍枯失荣等症。无论何种经闭，以下两组穴位可供选择。

【治疗选穴】

体针

(1)肾俞、三阴交、次髎、中髎。

(2)中极、阴交、血海、地机、合谷、支沟。

【针刺技法】

(1)中极：肚脐下 4 寸。针法：直刺 1~1.5 寸，有局部酸胀感并可放散至前阴及大腿内侧。

(2)阴交：肚脐下 1 寸。针法：直刺 1~1.5 寸，有局部酸胀感并可放散至小腹。

(3)肾俞、三阴交、次髎、中髎、血海、地机、合谷、支沟：参见有关章节。

【临床技法要领】

1.强刺激，重得气感传 深刺肾俞 1.5 寸，向脊柱与肋骨间夹角方向针刺，强刺激，使针感向腰臀放散；针刺次髎、中髎，务必针刺时多加探寻，以刺入骶后孔中，针感可放散于骶部及会阴中；针中极、阴交穴应使针感放散至小腹，针尖可稍向下偏斜。针四肢穴位时针尖稍向上，可使针感向上传导。针刺时每次可于腹部、四肢部，或胸背部、四肢部选 1~2 对穴位，交替运用。取强刺激，隔日 1 次，10 次为一疗程。

2.艾灸或热疗 血枯经闭用粗艾条悬于肾俞、三阴交、膈俞、血海等穴 2~3cm 处施灸，使充分烘热，要向内透达。中极及小腹可用 TDP 照射，使小腹充分温暖。

3.电针的应用 以腹穴和下肢穴相配为一组，或背俞穴和一下肢穴位一组，取脉冲电刺激，每次中等强度 20 分钟。本病治疗周期较长，可按腹部穴和下肢穴、背俞穴和下肢穴分别组织穴组，交替进行，一周或每 10 次治疗一换。

四、崩漏

崩漏是指妇女行经期或非行经期不规则的阴道出血。发病急骤，血来量多，甚而暴下如注为崩；发病势缓，经血量少，淋漓不绝为漏。

临床表现：初时似为月经过多，经期延长，或时断时现，缠绵难尽。病甚则出血量多而猛,烦躁头晕。经色为鲜红或紫红,经血或夹有瘀块,或带有秽臭。漏久则血色淡而黯晦,神疲乏力。

【治疗选穴】

1.**体针** 隐白、大敦、关元、三阴交、血海、太溪、百会。

2.**头针** 生殖区。

【针刺技法】

1.**体针**

(1)隐白:足蹈趾爪甲内侧角0.1寸处。针法:针尖斜向上刺,进针0.1~0.2寸,局部有痛感;或用三棱针点刺挤出血。灸法:取艾炷灸3~7壮;取悬灸或雀啄灸,悬灸10~15分钟,至充分烘热透骨;雀啄灸5~10次。

(2)大敦:足蹈趾爪甲外侧角0.1寸处。针灸法同隐白穴。

(3)关元、三阴交、血海、太溪、百会:参见有关章节。

2.**头针** 生殖区:参见有关章节。

【临床技法要领】

1.**针灸并用**

(1)体针:对初发和经血量多、色红紫、带瘀块、秽臭者,以针刺各穴为主;久病缠绵,经血色淡、量少和神疲乏力者以灸法为主;若两种症状兼有,则针、灸并用,以关元、三阴交、隐白为主。来势急、量多加针血海、大敦;若烦热口渴加针太溪。针关元穴应略向下刺,使针感放散至整个小腹;针三阴交、血海,针尖略向上刺,使针感向上传导。

(2)艾灸:百会、隐白、大敦穴处施灸,灸双侧。每次15~20分钟,至隐白穴周围皮肤发红,充分烘热内透为度,每日3~5次。血崩止后继续灸1~2天,以巩固疗效。

2.**三棱针点刺放血** 以常规消毒,并于隐白、大敦二穴后用线带扎紧后,点刺1mm,挤出血2~3滴,然后用消毒棉球压迫出血处,并撤去线带。每日或隔日1次。对出血量多急暴者可先行点刺放血,然后加灸。

3.**头针的应用** 对缠绵难愈的崩漏,可采用头针治疗取双侧生殖区,两侧同时捻针,强刺激。隔日1次。

五、带下

带下是指妇女阴道分泌物较正常情况下增多,连绵不断,并伴颜色、质地改变。本病常见于阴道炎、宫颈炎、盆腔炎及宫颈癌等。

临床表现：阴道分泌物增多，带下或黄或白，质地黏稠或清稀，有的秽臭或腥臭，伴腰酸或下腹隐痛等。

【治疗选穴】

1. 体针 带脉、白环俞、气海、三阴交、行间、足三里。

2. 腕踝针 下$_2$。

【针刺技法】

1. 体针

（1）带脉：章门穴直下与肚脐相平处。针法：直刺，深 1~1.5 寸，侧腰部有酸胀感。

（2）行间：在足跗趾与二趾趾缝间的赤白肉际处。针法：向上斜刺 0.5~1寸，有酸胀感扩散至足背。

（3）白环俞：平第四骶后孔（即下髎穴），背正中线旁开 1.5 寸。针法：直刺1~2 寸，局部有酸胀感，并向臀部放射。

（4）气海、三阴交、足三里：参见有关章节。

2. 腕踝针 下$_2$：参见有关章节（见图 5-4）。针法：取向上平刺。

【临床技法要领】

1. 体针的应用 穴位带脉、白环俞、气海、三阴交是治疗带下的主穴。若带下色黄而臭，是湿热，加刺行间。若带下白色而稀，则多是寒湿，加足三里。湿热以针刺为主，寒湿宜针、灸并用。治疗时每次可取 2~3 对穴，交替使用。针带脉、气海、白环俞、足三里取直刺法；行间取向上斜刺；三阴交略向上斜刺，使针感向上传导。以中强刺激，并于留针期间间歇捻转。

2. 温灸的应用 用粗艾条悬于带脉穴处施灸，每次 15~20 分钟或切姜片1cm 厚，直径 2~3cm 放置于穴位，将艾炷放于姜上，点燃至燃尽，继续下一壮，连续 3~5 壮。使烘热内透扩散至少腹部。对畏寒肢冷明显、带下稀薄而多的患者则单用灸法。每天可灸 3~4 次，可与神阙、命门交替使用。注意勿过大而起疱，避免感染。

3. 腕踝针的应用 针刺下$_2$（相当于三阴交穴的位置）时应严格按照技法操作，做到针入皮下，顺着肤腠的轴线向上刺入，应无胀痛、麻胀等针感，否则应退针至皮下调针重刺。留针 20~30 分钟，一日 1 次。

六、胎位不正

胎位不正是指怀孕 7 个月以后，胎儿在宫体内的位置不正而言。孕妇多无临床自觉症状,而常于专科检查才被发现。多见的异常胎位有臀位、横位、斜位等。针灸治疗本病有较好疗效。

【治疗选穴】

体针:至阴。

【针刺技法】

至阴:第五足趾外侧,距爪甲角0.1寸。针法:斜刺向上,进针0.1~0.2寸,局部有疼痛感。灸法:温和灸10~30分钟。

【临床技法要领】

1. 艾灸的应用　治疗前患者须松解腰带,取屈膝仰卧位,以点着的艾卷悬于至阴上方,对准穴位施灸,施灸的距离随患者的感受调节,其热力以充分烘热、透达于内,有循经上传最佳。治疗后躺卧10~20分钟,每日治疗1~2次。可由医生操作,也可由患者自家操作。7天一个疗程,灸至胎位转正。本法无疼痛,易于接受。治疗期间,经常注意检查,观察疗效。

2. 针刺的应用　治疗前患者排空小便,松解腰带,取仰靠坐位或仰卧位,双下肢屈膝,暴露至阴穴。常规消毒后,用5分毫针斜刺向上,针尖向足踝方向,刺入1~2分。用中等度刺激,留针15分钟,并以间歇刮针柄法维持针感。也可在针刺的同时加灸。对单用艾灸疗法无效的病例宜用本法。

3. 早晚做膝胸卧位　艾灸、针刺或针灸合用治疗后1小时或晚上,胎动较前活跃,这是正常现象。据认为,针灸疗法纠正胎位的效果,以妊娠7~8月时较好。转胎治疗,需要观察数周时间。针灸期间,结合早晚做膝胸卧位对提高成功率有所帮助。

七、乳汁不足

乳汁不足是指产后乳汁分泌量少,不能满足婴儿需要而言。常与产妇体弱、肝郁气滞、哺乳方法不当有关。

临床表现:产后48小时后乳房仍无膨胀感,乳汁流出量少。有的乳汁分泌量尚可,但2~3天后则逐渐减少。素体较弱,乳房无胀感者属气血不足;体健、乳房胀痛者属肝郁气滞。

【治疗选穴】

体针

(1)膻中、少泽、足三里。

(2)肝俞、脾俞、少泽。

【针刺技法】

（1）少泽：小指外侧、距爪甲角 0.1 寸处。针法：斜刺向上，进针 0.1 寸。或用三棱针点刺，见血为度。胀痛感有时向腕部放散。

（2）肝俞：第九胸椎棘突下旁开 1.5 寸。针法：向脊柱方向略斜，直刺 0.5~1 寸，有局部酸胀感，或沿胁肋放散。若无放散针感，退针使钭尖稍向内上方调整刺入，得气后行指循法引导针感。勿直刺过深，以免伤及肺脏。

（3）脾俞：第十一胸椎棘突下旁开 1.5 寸。针法：同肝俞穴。

（4）膻中、足三里：参见有关章节。

【临床技法要领】

1. 体针的应用 针刺膻中穴，应向两侧乳房沿皮横刺 1~1.5 寸，针尖达于乳房底，使酸胀感达于乳房，并行间歇捻转手法，以保持针感。再针少泽，用细针斜向上刺。均留针 15 分钟，少泽用刮针柄法维持针感。若属肝郁气滞者，乳胀明显，可施行强刺激，以患者耐受为度。若不效，加刺肝俞穴，使针感沿肋间放散。一日 1 次。若气血虚弱，乳房无胀感，施以中等度刺激，不效再加针足三里穴、脾俞穴，均中等刺激。

2. 艾灸的应用 以点燃的艾条对准膻中、乳根、少泽先行雀啄灸各 5~10 下，以有充分灼热为度，勿起疱；然后悬于各穴温和灸，使局部充分烘热，并向乳房内透达。勿烫伤起疱，避免感染。各穴 10~15 分钟，每日 1~2 次。亦可针、灸结合治疗。

3. 饮食调理 治疗期间，乳母应多食猪蹄、鲫鱼汤之类，以充乳汁生化之源。

八、回乳

乳母停止哺乳后，一般并无多少不适。但有的人乳房胀滞而痛，乳汁很多，并伴发热心烦，可取针灸治疗，其效迅速。

【治疗选穴】

体针：光明、足临泣。

【针刺技法】

（1）光明：足外踝尖上 5 寸，当腓骨前缘。针法：直刺 0.5~1 寸。得气后局部有酸胀感，有时向上下放散。

（2）足临泣：在足第四、五跖骨间，跖骨结合部前方凹陷中。针法：直刺 0.5~1 寸。局部酸胀感有时可向足背放散。

【临床技法要领】

针灸并用　取两侧穴位,共4针。强刺激,以患者耐受为度。留针20分钟,间歇捻针或提插。同时,粗艾条点燃悬于各穴上灸5分钟,一日1次。有的患者一次治疗后会可有乳汁流出,若继续治疗2~3次,则症状消失,回乳成功。

九、乳汁自溢

妇女产后乳汁不断自然溢出即乳汁自溢,又称乳漏。

临床表现:乳汁自出,质清,乳房软而不胀,精神差,乏力,或乳房胀痛,乳汁量多质稠。

【治疗选穴】

体针:膻中、少泽、乳根。

【针刺技法】

各穴针刺技法:参见有关章节。

【临床技法要领】

1. 体针的应用

(1)先针少泽、膻中、乳根:针刺少泽穴治疗乳疾,既有通乳之功,又有止乳之效。针少泽穴,取1寸针浅刺0.1~0.2寸,局部胀痛;用1.5~2寸针刺膻中穴,针尖向上平刺,酸胀感向周围扩散;针两乳根穴,以1~1.5寸针,从乳根向上平刺,轻捻转,勿提插,乳房有酸胀感,1日1~2次,留针20分钟。

(2)依据证候配穴,效果更佳:乳汁质清,乳房软而不胀,加气海、足三里或脾俞、胃俞;乳汁量多质稠,乳房胀痛,加太冲、肝俞、行间、肩井。乳汁量多质稠,乳房胀痛者属肝郁气滞,针刺用强刺激。乳汁清稀属虚,中等度刺激。

2. **电针的应用**　电针连接少泽、膻中,选脉冲连续波,患者感中等强度为宜,可使血中垂体后叶催产素和催乳素含量增加。

3. **艾灸的应用**　乳汁自出质清,乳房软而不胀者属气虚,针刺治疗宜用弱刺激,以点燃的3mm细灸条对准膻中、乳根、少泽行雀啄灸,灸时轻触即离,有明显烧灼感即成功,各5~10下;然后以粗艾条悬于各穴温和灸,使局部充分烘热。

十、乳腺增生

乳腺增生病是乳房有肿块,伴有慢性胀痛为主的病症。中医称为"乳癖"。

临床表现： 一侧或双侧乳房出现片状、结节状、条索状、砂粒状，非炎性的硬结肿块。肿块常为多发性，大小、数量不一，质韧，边界不清或比较清楚，与皮肤、胸肌筋膜无粘连，推之能动，经前或恼怒时肿块可增大，胀痛加重，经后肿块缩小，胀痛减轻或消失。乳房表面、外形正常，常伴有头晕、烦躁、口苦、咽干等症。

【治疗选穴】

体针： 肩井、内关、肝俞、膻中、太冲、阿是穴。

【针刺技法】

各穴针刺技法：参见有关章节。

【临床技法要领】

1. **体针的应用**　针刺治疗乳腺增生有较好疗效。针刺一般取患侧穴位。针肩井穴，应先以押手深压，测知肩井下肌肉层厚度，进针时以1~1.5寸针，略向胸前斜刺入，少提插，多捻转，有酸胀感，针感放散至肩部或胸部，取强刺激，以患者耐受为度。针内关穴，针尖略向肩臂方向斜刺，令针感上传，若未上行，可以指循法诱导。留针期间，间歇捻转以维持针感；针膻中穴，向患侧乳房横刺，达于乳房底部，进针0.5~1寸，使酸胀感达至乳房；针阿是穴，即增生局部，视其大小，以1~1.5寸针直刺，针从三个不同方向向肿块中心部针刺，施强刺激，以患者耐受为度。针肩井、肝俞、膻中、阿是穴勿直刺或针刺过深，以免刺伤内脏。

2. **电针的应用**　取双内关穴或双肩井穴，或肩井、内关穴相配，接电子治疗仪，采用疏密波，强度以患者能耐受为宜，余穴10分钟行针1次，每次留针20分钟，10次为1疗程。

3. **注意事项**　治疗期间应积极检查，排除乳腺其他病变。若为肿瘤，应及早施行手术治疗。

十一、产后腹痛

产后腹痛是指产妇分娩之后出现小腹疼痛，称"产后腹痛"。

临床表现： 生产之后，小腹疼痛，有属寒、属热、属瘀的不同情况。

血虚腹痛：小腹疼痛，腹软喜按，恶露量少色淡；

寒凝腹痛：小腹冷痛拒按，得热稍减，四肢不温；

血瘀腹痛：小腹胀痛，痛连胸胁，或小腹可摸到包块，恶露量少不畅，其色紫黯，夹有瘀块。

【治疗选穴】

体针：气海、关元、三阴交。

（1）血虚：膈俞、足三里。

（2）寒凝：肾俞。

（3）血瘀：血海、太冲、中极、膈俞。

【针刺技法】

各穴针刺技法：参见有关章节。

【临床技法要领】

1.**"动留针术"的应用** 针刺以上诸穴，宜中强刺激，以患者耐受为度，取针后，以两手对掌搓热，捂住腹部，顺时针方向摩腹按压，循右腹升结肠，按横结肠、降结肠顺时针推按腹部，促使腹内肠道的被动运动。患者以腹式呼吸法，深呼吸顶住手掌压力，以增强针刺疗效。针灸治疗产后腹痛有较好疗效，常可在针刺时腹痛立即缓解。

2.**艾灸或 TDP 热疗的应用** 气海、关元、肾俞、中极可悬灸或 TDP 腹部照射。悬灸温热面积较大，效果较好且见效快。悬灸应使少腹充分烘热内透，但勿烫伤。

十二、小儿遗尿

小儿遗尿，俗称尿床，是指睡眠中不自觉流尿而言。轻者数夜一次，重者一夜数次。若久拖不愈，常见小儿精神不振，食欲减退，消瘦萎黄等症。

【治疗选穴】

体针

（1）百会、四神聪、关元、中极。

（2）百会、次髎、四神聪。

【针刺技法】

各穴针刺技法：参见有关章节。

【临床技法要领】

1.**体针的应用** 每次选取 1 组穴治疗，中等强度刺激，针 3~5 次后，轮换穴组操作。腹部穴针刺时针尖稍向会阴部斜刺，使针感能达到会阴部。各穴均进针 0.5~1 寸深，中等度刺激。若儿童能合作，可留针 10~15 分钟。若不能合作，取得针感后每穴持续捻针片刻，然后起针。

2.**艾灸的应用** 以粗艾条点燃后悬于百会、关元、次髎等穴 15~20 分钟，使局部皮肤潮红且烘热向少腹部内。注意不要灼伤皮肤。

3. 注意事项　针灸疗法治疗遗尿有较好疗效。但患儿家长仍需注意：①注意小儿排尿的时间规律，提前叫醒小儿排尿，逐步养成能自己醒来排尿的习惯；②晚上少饮汤水，白天不要玩得太疲劳；③鼓励患儿自信心，消除精神紧张的不利因素。

十三、小儿疳积

小儿疳积即小儿营养不良，是小儿常见的慢性营养障碍疾病，主要由于喂养不当导致消化功能紊乱，或由某些慢性疾病调护失宜所致。

临床表现：发病缓慢，初起低热或午后潮热，喜食香咸酸味，口干腹胀，便泻秽臭，烦躁，不思饮食。继则出现食滞内停，肚大脐突，形体消瘦，毛发稀疏，精神萎靡，面色萎黄，发育停滞等症。

【治疗选穴】

体针：四缝、下脘、天枢、足三里。

【针刺技法】

（1）下脘：腹正中线上，脐上2寸处。直刺0.5~0.8寸。

（2）四缝：第二、三、四、五手指掌面，第一、二指关节横纹中点。针法：左手捏紧穴位所在的手指关节，绷紧掌面皮肤、暴露出穴位，用三棱针点刺，并挤出黄白色黏液，或少量淡红色血液。

（3）天枢、足三里：参见有关章节。

【临床技法要领】

1. 体针的应用　四缝穴每周点刺2次，并挤出黄白色黏液。针下脘、天枢、足三里宜直刺，深1寸，用捻转手法，中轻刺激。视小儿情况，能留针者可留针10~20分钟，并间歇刮针柄刺激。不能留针者，各穴捻转刺激片刻后出针。隔日1次。若低热加刺曲池；若烦躁夜啼，于印堂针刺或细灸条雀啄灸2~3下。

2. 捏脊法的应用　以小儿俯卧，暴露出背和腰骶部。先用拇指指腹或掌根沿脊柱两侧上下旋摩数遍，使背部肌肉放松。然后以两手拇、食指捏起皮肤，轻轻向上提拉。从患儿尾骶部开始，沿着脊柱边提捏（捏时双手食指要横抵住脊柱骨处）边向上推进，直到大椎为止，如此算作一遍。每推进一个脊椎，就要运用腕力向上提捏一次。捏时动作要轻缓柔活，切勿过分用力，以免患儿受伤。每次做5~8遍。

3. **摩腹运动** 以手法顺时针方向摩腹按压,循胃、升结肠、横结肠、降结肠体表位按摩腹部,促使腹内肠道的被动机械运动,增加胃肠道的功能。

十四、痄腮

痄腮即现代医学的"流行性腮腺炎",俗称"衬耳寒""蛤蟆瘟"等。多见于儿童,成人则间或有之。

临床表现:一侧或双侧耳后突然肿起发硬、胀痛或压痛,妨碍张口,吃酸性食物或咀嚼时局部酸胀更为明显。初病之时伴有发寒热,神倦乏力,或头痛、呕吐等症。

【治疗选穴】

体针:率谷、角孙、合谷、阿是穴。

【针刺技法】

(1)率谷:在耳上入发际1寸5分处。针法:平刺向下,可透刺角孙穴,局部有酸胀感,并向耳后、半侧颞部放散。灸法:悬灸至烘热向四周传导;雀啄灸3~5下,半侧颞部有发热感。

(2)角孙:耳廓尖所对的颞部发际处,折耳耳尖压下的位置。针法:向后或向后下横刺,深0.5~1寸,有局部酸胀感,并可向耳后放散。灸法:同率谷穴。

(3)阿是穴:在腮腺炎肿块局部及其周围硬、痛最明显之处,或咀嚼时有牵涉疼痛和不适处,或肿块隆起最高之处等,皆可作为治疗的阿是穴取之。

(4)合谷:参见有关章节。

【临床技法要领】

1. **灯火灸或细灸条灸的应用** 灸法治疗痄腮有显著疗效。在肿块局部及其周围及体针穴选一穴,以灯心草一根,长2寸,蘸菜油少许(不能滴油),点燃后对准穴位,快速点灸。灸时似触即离,离开灸点要快。此时若听到一声清脆的爆破声,即示成功。肿块表面点状分散取4~5点,各点灸1~2下,一日灸一次。轻症一般一次治疗即有明显效果。若肿块未全消,次日可重复一次。若灯心草难觅,以细灸条(直径3~5mm)灼灸,疗效依然。但一定不要直接接触皮肤以免灼伤。灸1~2下即可。若偶有轻小灼伤起疱点,不弄破,2-3日后可自然吸收。

2. **针刺治疗** 针刺可取肿块局部1~2穴,配远端合谷。针合谷时,靠第二掌骨斜向上刺入，深 0.3~0.5 寸，使针感向腕臂传导；针率谷、角孙取沿皮向下或后下横刺，针感扩散至患处，用捻转手法，中强刺激。然后用右手拇指指腹揉按下颌及耳后淋巴结，可见淋巴结逐渐消散，腮腺肿大亦随之减轻。一日 1 次。病情较重者，可针灸如法并用。

3. 处理阿是穴 现将疗效明显的阿是穴及其针法介绍如下：

（1）耳垂下 3 分。针法：避开下颌骨，直刺 3~5 分。捻转手法，中强刺激，有局部酸胀感后，留针数分钟，中途捻针 1~2 次。

（2）耳垂后，肿块上缘。针法：针刺应从上边缘呈 45° 角向内口角方向刺入，深约 1 寸。

（3）翳风：在耳垂后乳突与下颌骨之间的凹陷处（腮腺肿大时，凹陷已肿起）。针法：直刺，向对侧眼球方向刺入，深 0.5~1 寸。

4. 综合疗法提高疗效 上述各法综合运用可以提高疗效。如取远端穴位针刺的同时，在肿块局部穴位施灸加局部针刺等。

第六节 五官科及外科病症

一、目赤肿痛

目赤肿痛是多种眼病的常见症状。以目赤肿痛为主要表现的疾病有急性结膜炎、假膜性结膜炎以及流行性角结膜炎等。

临床表现：单眼或双眼眼睑充血、红肿，眼眵多。两目发涩，如有异物。或痒或灼热而痛，怕光羞明等。

【治疗选穴】

体针：风池、耳尖、睛明、太阳、合谷。

【针刺技法】

体针

（1）风池：枕骨粗隆直下凹陷中，胸锁乳突肌与斜方肌之间。针法：针尖微向下，平耳垂水平直刺，深 0.5~1 寸，局部有酸胀感，并向头顶颞部、前额或眼眶扩散。

（2）耳尖：将耳轮向耳屏对折时，在耳廓上尖端处。针法：点刺放血。

（3）睛明：闭目，在目内眦角上方 0.1 寸处。针法：令患者闭目，左手将患者眼球轻轻固定,右手持针直刺,沿目眶鼻骨边缘缓慢刺入,深1寸,有局部酸胀感,或可扩散至眼球及其周围。

(4)太阳、合谷:参见有关章节。

【临床技法要领】

1.放血疗法 耳尖放血时将耳轮向耳屏对折捏紧,常规消毒后,以三棱针快速点刺放血,若出血量少,可先行揉按后刺或刺后适度挤压。太阳穴点刺放血,先在太阳穴处做揉按,消毒后三棱针点刺,出血少许。

2.轻刺睛明 嘱患者轻轻闭目,押手固定眼球于正中位,对准睛明穴,直刺0.5~1寸,可小幅度捻转,不宜提插,应用细针,静留针15~20分钟。出针时须深压迫针孔1~2分钟。若有出血,应采用冷敷法止血,1~2天后再热敷。眼眶周围的青紫约1周后自然消退。

3.针刺配穴 取风池、合谷,直刺1~1.5寸,重刺激,留针15~20分钟。

二、近视及视疲劳

近视是指视远物模糊不清,视近物仍然正常的症状。常因用眼习惯不良,读书、写字姿势不当,光线过强过弱,用眼疲劳所致。近视常呈慢性发展,初起不为人们重视,常于体检或近视明显时才被发现。

【治疗选穴】

体针

(1)风池、睛明、合谷、承泣。

(2)承泣、翳明、球后、风池。

(3)承泣、睛明、合谷。

【针刺技法】

(1)承泣:两目平视前方时,瞳孔直下,目眶下缘与眼球之间。针法:患者精神放松,嘱患者轻轻闭目,术者左手固定眼球,针尖沿眼眶下壁缓缓刺入送针,针尖稍向内眦角,深1寸,得气后眼周有酸胀感或有流泪。用轻手法,不提插、轻捻转。出针时紧压针孔片刻。本穴易出血,针法注意事项同睛明穴。

(2)球后:眼平视时,在眶下缘外侧1/4与内3/4交界处。针法:患者轻闭目,术者左手固定眼球,针尖稍向内上方,直刺0.5~1寸,整个眼球有酸胀感。针本穴易出血,宜轻手法,忌大幅度捻转。针法注意事项同睛明、承泣穴。

（3）风池、睛明、合谷、翳明：参见有关章节。

【临床技法要领】

1. 眼部穴位的应用 把握好睛明、承泣、球后的针刺技法。睛明穴的针法已如前述。一日1次，或隔日1次，10次为一疗程。单眼近视针单眼，双眼近视取双眼，或以视力较好的一侧先治疗。针刺眼区穴位，应按注意事项及操作方法进行，要求手法轻巧，避免出血。增加刺激量可用刮针柄法或小幅度轻捻转手法。针刺嘱患者闭目，眼球不要转动。视患者与治疗配合情况留针或不留针。留针时间15~20分钟。上述各组配穴对近视均有效果。

2. 注意用眼卫生 不能使眼睛疲劳。每日远眺青山或绿色枝叶，做眼保健操和按摩各治疗穴位等，对提高疗效有帮助。治疗取效后要注意巩固，包括治疗和保健，防止反复。

三、斜视、复视或眼肌麻痹

斜视指两眼不能同时正视前方而言，现代医学按病因分为：共同性斜视和麻痹性斜视。按眼位分为内、外、上、下斜视。

临床表现：一眼或双眼瞳孔偏向内眼角或外眼角，转动受限，两眼不能同时看一个目标。常因复视而出现头昏、恶心等症状。患共同性斜视时，当一眼注视目标时，而另一眼偏斜，斜向内侧，称内斜视；斜向外侧，称外斜视，但两眼均能共同转动。成人眼肌麻痹常继发于中风、脑动脉硬化、脑外伤或肿瘤、眼外伤等。常见的有动眼神经麻痹、滑车神经及外展神经麻痹。动眼神经麻痹除视物斜视外，还有上眼睑下垂遮挡眼球。

【治疗选穴】

体针：百会、四神聪、合谷、风池、足三里。

（1）内斜：瞳子髎、太阳、睛明。

（2）外斜：睛明、攒竹、瞳子髎。

（3）上斜：承泣、球后。

（4）下斜：丝竹空、鱼腰。

【针刺技法】

（1）瞳子髎：目外眦旁，当眶外侧缘处。针法：眼外眦眶缘，针尖略斜向内刺0.5寸，有局部酸胀感。轻捻转，不提插。

（2）百会、四神聪、合谷、风池、足三里、太阳、睛明、攒竹、承泣、球后、丝竹空、鱼腰：参见有关章节。

【临床技法要领】

1. 体针应用　睛明、承泣、球后、瞳子髎穴是治疗本病的重要穴位。针刺时，既要有一定酸胀感，又要防止出血。当下成年人经常自服三七粉、丹参，乃至阿司匹林之类影响凝血的药物，增加了出血的概率，事先应向患者做好解释，出针时要深压出针孔 1~2 分钟。脑中风所致的眼支神经麻痹，可加刺四神聪、面动穴、风池。由于治疗周期较长，应适当分组，如头、眼区、上肢或头、眼区、下肢，五日换一套治疗。

2. 电针的应用　动眼神经麻痹可以电针连接患侧面动穴、风池或百会、面动穴，用连续波，中等刺激，1 日 1 次，每次 20 分钟。

四、耳鸣、耳聋

耳鸣是指耳内异常鸣响；耳聋是指听力下降或丧失。耳鸣和耳聋经常一起发生，有的先现耳鸣，以后逐步听力减退或完全被耳内鸣响所代替，听力丧失。耳鸣除耳道耵聍，慢性耳病如迷路炎、耳硬化等引起外，严重贫血、脑动脉硬化或供血不足、高血压等也可发生。药物中毒（最常见的如链霉素）使听神经损害和一些感染性疾病等也是常见的原因之一。

【治疗选穴】

1. 体针　听宫、听会、耳门、四神聪、面动、翳风、风池、中渚。

2. 头针　晕听区。

【针刺技法】

1. 体针

（1）听宫：张口时，耳屏正中前凹陷处。针法：微张口，直刺，针尖略向下，深 0.5~1 寸。得气后局部有酸胀感，并可扩散至半侧面部，有时还有鼓膜向外鼓胀的感觉。

（2）听会：听宫穴下方，耳屏间切迹前凹陷处。针法：张口，直刺，微向后斜，深 0.5~1 寸，局部有酸胀感。

（3）耳门：耳屏上切迹前，张口呈现凹陷处。针法：张口，直刺，深 0.5~1 寸，或向下透听宫、听会，进针 1~1.5 寸，有局部酸胀感，并可扩散至半侧面部。

（4）中渚：伏掌，第 4、5 掌骨间，掌指关节后方凹陷处。针法：直刺或向腕部斜刺，深 0.5~1 寸，局部有酸胀感，并可向上下感传，若针尖向腕部刺，可传导至腕肘。

（5）翳风、风池：参见有关章节。

2. 头针　晕听区：从耳尖直上 1.5cm 处，向前向后各引长 2cm 的直线［见

图5-2(3)]。

【临床技法要领】

1. 体针的应用 耳前听宫、听会、耳门为治疗耳鸣、耳聋的要穴。本病病程较长，宜与翳风、风池分组搭配，五日后更换穴组。脑动脉硬化患者的耳鸣、耳聋可加用四神聪。在患侧每次取2~4个穴位，取中等刺激，留针20~30分钟，每日或隔日1次。若两耳鸣聋则取双侧穴。

2. 头针的应用 头针晕听区，取患耳对侧头穴，用沿皮下由前向后横刺法，并透达该穴区4cm长，行强刺激，隔日或每日1次。若两耳鸣聋，两侧晕听区同时用。亦可与前体针组搭配使用。

3. 电针的应用 以电针连接面动、翳风或百会、翳风或头针晕听区、翳风穴皆可。用连续波，中等强度刺激，1日1次，每次20分钟。

4. "动留针术"的应用 针刺留针期间，令患者静心安神，咬紧牙关并闭气，憋住睁目，至觉有气窜可，头哄哄然有声，呼出。停顿片刻，再次运气如前。平素在未针时，患者亦可自行训练，可利康复。

五、咽喉肿痛

咽喉肿痛包括急慢性咽喉炎、急慢性扁桃体炎等。它以咽喉部充血、红肿、疼痛为主症。由外感或过多讲话、唱歌、吹奏等引起。

临床表现： 有的咽部红肿，有的只有轻度充血。常可因进食等使疼痛加重，甚而咽唾沫亦觉困难。

【治疗选穴】

体针： 少商、关冲、陷谷、天容、合谷。

【针刺技法】

(1)少商：拇指桡侧爪甲角0.1寸处。针法：点刺放血。

(2)关冲：无名指尺侧爪甲角0.1寸处。针法：点刺放血。

(3)陷谷：第二趾外侧直上，第二、三趾骨间凹陷中，当内庭(第二、三趾间赤白肉际处)穴直上2寸。针法：针尖略向上斜刺0.5~1寸，局部有酸胀感，有时放散至足底或足踝。

(4)天容、合谷：参见有关章节。

【临床技法要领】

1. 体针的应用

(1)点刺放血。少商、关冲点刺放血。可先行在前臂做向腕掌方向的推按,让腕掌部有充分血流运行,然后捏紧拇指,于少商以三棱针点刺出血,再行类似操作,刺关冲出血。

(2)针刺天容,应使针尖向咽部方向,深 0.5~1 寸,使针感达到咽喉部。合谷针刺时针尖向上斜或采用指循法,由合谷往肩臂方向循切,使针感向肩颈部传导。针陷谷穴同合谷穴法。

(3)对病情较轻患者,可取穴 3~4 个,每日针 1 次。重症可一日 2 次。留针 20~30 分钟,并间歇捻转。

2."动留针术"的应用 留针期间,可采用吞咽吞津利咽法:在病所近部或远端取穴针刺。留针期间,可嘱患者做下意识吞咽动作、意念着咽喉部病痛处,缓缓吞下唾液,使之浸润咽喉病痛处。片刻后再反复操作,如此做若干次后,患者可体会到症状逐步减轻。

六、鼻渊

鼻渊是指鼻流腥臭浊涕、鼻塞、嗅觉减退为主要表现的病症。常见于慢性鼻炎、急慢性鼻窦炎等。

临床表现:鼻塞不通气,嗅觉减退,甚至丧失,经常性鼻流腥臭浊涕,容易感冒,加重时常伴头额胀痛等。

【**治疗选穴**】

体针:上星、迎香、鼻通、印堂、风池、合谷。

【**针刺技法**】

(1)上星:头正中线,入发际 0.5 寸处。针法:向下横刺,有局部酸胀感并向前额放散。

(2)迎香:鼻翼旁 0.5 寸,鼻唇沟上端。针法:针尖向内上方鼻通穴透刺,深 0.5~0.8 寸,有局部酸胀感,或流泪,并扩散至鼻部。

(3)鼻通:鼻骨下凹陷中,鼻唇沟上端尽处。针法:横刺,针尖向内上方,深 0.5~0.8 寸,刺至鼻根部,鼻部有酸胀感。

(4)印堂、风池、合谷:参见有关章节。

【**临床技法要领**】

1.体针的应用 每次选鼻部或远隔部位各 1~2 对穴治疗。针鼻部迎香、鼻通、印堂三穴,针感应扩散至鼻部为佳。在急性发作期,应予强刺激,以患者耐受为度。在有针感后留针 20~30 分钟,并间歇捻转,使针感持续。每日 1 次,急性期可一日 2 次。

2. 灸法的应用 本病可采用粗艾灸条悬灸与细灸条灼灸方式结合进行，细艾灸条灼灸选以上 3~5 穴，用细灸条对准穴位，快速接触皮肤，即快速离开，患者感觉充分烧灼痛为度，每穴灸 3~5 壮。灸后有身热及微汗，一日 1~2 次。采用悬灸，务充分烘热向内透达，每穴 15~20 分钟 1 次。

七、风疹

风疹又称"瘾疹""风疹块"，即现代医学的"荨麻疹"。常因进食某些食物如鱼、虾、蟹等，或接触某些致敏物质如花粉、羽毛等引起。有时接触某些动物或被虫咬后，也可突然发生瘙痒性风团。一般发作迅速，消退也快。但有的则反复发作，形成慢性。

临床表现： 突发性皮肤瘙痒性风团，大小不等，形状不一，呈鲜红色或苍白色，此起彼伏，疏密不一，奇痒难忍。用手搔抓，风团亦逐步扩大，有如蚊虫叮咬的疙瘩，成块成片，潮红甚而浮肿。部分患者可同时伴有腹痛腹泻。

【治疗选穴】

体针： 天井、大椎、血海、绝骨、曲池、曲泽、委中。

（1）腰以上病变：曲池、风池。

（2）腰以下病变：足三里、血海。

【针刺技法】

（1）天井：屈肘时，在肘尖（尺骨鹰嘴）上方 1 寸许凹陷处。针法：直刺，深 0.5~1 寸，有局部酸胀感。

（2）大椎、血海、绝骨、曲池、曲泽、委中、风池、足三里：参见有关章节。

【临床技法要领】

1. 放血疗法的应用 大椎穴以三棱针点刺放血少许，曲泽、委中，用三棱针点刺放血数滴。对顽固性荨麻疹，可于大椎用三棱针点刺后拔罐 20~30 分钟，使其出血。

2. 细灸条灼灸 选取局部阿是穴。按皮损面积大小在中心点及其皮炎表面选若干点，用细灸条对准穴位，快速接触皮肤，即快速离开，患者感觉充分灼痛为度，每穴灸 3~5 次。患者可有身热及微汗出。一日 1 次或 2 次。采用悬灸，务充分烘热向内透达，15~20 分钟一次。

3. 体针的应用 针刺取穴宜双侧穴位同取。若急性病，根据病情，选上述穴针刺即可取效。均宜采用中强刺激，并在留针期间间歇捻针以保持针感。

风池应向口角方向直刺,勿过深。曲池、足三里直刺 1~1.5 寸,快速捻转手法,以患者耐受为度,不留针。

八、湿疹

湿疹是由多种原因引起的皮肤炎症反应性疾病。根据患病部位的不同,而有不同的名称,如发于面部的为"奶癣",又称婴儿湿疹;如局限于某一部位,则称局限性湿疹;如全身泛发,四肢、躯干均见,则称泛发性湿疹。

临床表现: 本病初起时,在局部皮肤上出现红斑、丘疹、水疱、糜烂、渗液、结痂、落屑等皮肤损害,焮红作痒,搔破之后,可糜烂渗出。病情反复发作者,可转为慢性,皮肤损害处颜色黯褐,粗糙肥厚,瘙痒剧烈,并有脱屑等。

【治疗选穴】

体针: 曲池、阴陵泉、委中、血海、足三里、郄门。

【针刺技法】

各穴针刺技法:参见有关章节。

【临床技法要领】

1.阿是穴的处理

(1)皮肤针叩刺治疗本病可用皮肤针在患处轻轻叩刺,使皮肤微红或出小血珠后,再用艾条熏灸,效果更好。亦可在叩刺后拔罐治疗,也有较好疗效。

(2)细灸条着灸:皮损病灶区域及周缘各选皮损及瘙痒甚处,根据皮损大小选择10~20个刺激点,作为"局部阿是穴"。持细灸条对准施灸点,快速接触皮肤,即快速离开,患者感觉温热灼痛为度,各处灼灸 5~8 次。隔日 1 次,10 天为一疗程。也可用悬灸,亦须充分烘热向内透达,15~20 分钟一次。

2.体针的应用　在上述处理方法上,分别选取上肢部、下肢部穴位 2~3个治疗,强刺激,留针 20~30 分钟,一日 1 次,10 次为一个疗程。

九、神经性皮炎

神经性皮炎是一种慢性、局限性瘙痒性皮肤病,好发于颈项、肘、骶及外阴等部,常呈对称性分布,并反复发作。

临床表现: 初起多为皮肤间歇性瘙痒。局部皮肤出现扁平圆形或多角形疹子,皮色不变或为淡褐色。搔抓后,疹子逐步融合扩大成片,皮肤亦逐渐增厚,表面有如苔藓或牛皮,阵发性奇痒难忍。

【治疗选穴】

体针：阿是穴、四神聪、曲池、血海、三阴交。

【针刺技法】

（1）阿是穴：皮炎四周边缘 1 分处和皮炎中心处。针法：周围刺激点取横刺，刺向皮炎中心。然后在中心点刺一针，深 0.5 寸。

（2）四神聪、曲池、血海、三阴交：参见有关章节。

【临床技法要领】

1. 阿是穴的应用　根据皮炎面积和形状取 5~6 处，若为圆形取周围各数点；若为扁圆形可在长轴方向上、下、左、右各取几点。

2. 细灸条灼灸的应用　采用雀啄灸，按皮损面积大小在中心点及其皮炎表面选若干点，各点灸 2~3 次。要求皮损表面应充分烧灼，然后移开灸条，亦须充分烘热向内透达，15~20 分钟 1 次。烧灼后皮肤会很快脱落露出好肉。此后灼灸时要保护好肉。

3. 体针的应用　本病治疗宜局部针刺与全身总体治疗相结合。局部取阿是穴针刺，其法参见湿疹。全身体穴取四神聪、曲池、血海、三阴交，取直刺针法，中强刺激。每日取 2~3 对穴。留针 20~30 分钟，间歇捻转。每日或隔日 1 次。

十、带状疱疹

带状疱疹俗称"蛇丹""缠腰火丹""蛇串疮"等。由病毒感染而起，多发于春秋季节。

临床表现：好发于胸背，腰部或面部一侧，突发密集成簇的点状疹子，鲜红灼热，如绿豆大小。很快在疹子顶部形成水疱，疼痛犹如火燎，不能触摸或接触衣物。疱疹三五成群、成片、成带，疱群间间隔正常皮肤。发疹时可有轻度不适，或寒热，可有呈索带状皮肤刺痛。

【治疗选穴】

体针：夹脊穴、阿是穴、合谷、支沟、阳陵泉。

【针刺技法】

（1）夹脊穴：颈椎、胸椎、腰椎各棘突下旁开 0.5~1 寸处。治疗前，应根据疱疹所发生的部位选择相应的几个夹脊穴，再在这几个夹脊穴上逐个重按，范围在脊柱旁 0.5~1 寸之间，其压痛点是穴。有的患者病灶皮肤有牵扯样疼痛，其脊柱旁的痛点即是穴位。针法：针尖向脊柱内上方直刺 0.5~1 寸，局部有酸胀感并可向病灶处放射。

（2）阿是穴：在疱疹病灶周围正常皮肤取若干处，少则四五处，多则八九处作为针刺进针点。针法：沿皮横刺，刺向疱疹密集部位的中心，深 1.5~3 寸。对周围散在单个疱疹，症状重者尽量使其处于针刺范围之内。若症状轻微，可不予处理。

（3）合谷、支沟、阳陵泉：参见有关章节。

【临床技法要领】

1. 体针的应用　针刺治疗宜局部针刺与全身总体治疗相结合。临床选穴可取局部阿是穴加夹脊穴，或局部阿是穴加四肢部经穴，或单用局部阿是穴治疗。若局部正常皮肤牵扯痛明显，以加用夹脊穴为好；若有全身不适，加用合谷、阳陵泉、支沟穴等为好。针刺局部阿是穴应取病灶密集部位或症状最重部位为重点，针刺均应有较强针感。针四肢穴应强刺激，针夹脊穴应斜向脊柱及肋骨间夹角刺入，强刺激并采用指循法，辅助针感病灶部位传导，针局部阿是穴应有酸胀感。

2. 细灸条灼灸的应用　若疱疹初发，可取细艾灸条灼灸截断其发展和加重。于最先出现的疱疹和扩散的边缘部选二三处以细药灸条着肤灸灸之。灸时似触即离，不直接接触皮肤，但局部灸灼处要充分灼热。每处二三下，一日1次或2次。

带状疱疹常遗留肋间神经疼痛，可待疱疹好转后，按本章第一节"四、肋间神经痛"方法治疗。

十一、丹毒

丹毒俗称"流火"，是皮肤或黏膜的一种急性感染性疾病。好发于下肢，亦有发于头面或全身的。

临床表现：初起有全身恶寒发热的不适症状。发于下肢者，先前多有足癣、炎症或创面。局部丹毒发生时，皮肤突然出现红斑，嫩红灼痛，红斑表面光滑，边缘突起，略高于皮肤，界限分明，压之褪色，松手后又复原状。红斑发展迅速，逐渐向肢体近端蔓延。患部附近如腹股沟、腋窝、耳后淋巴结多见肿大、疼痛和压痛。

【治疗选穴】

体针：大椎、曲池、委中、阴陵泉、阿是穴。

【针刺技法】

各穴针刺技法：参见有关章节。

【临床技法要领】

1. **细灸条灼灸的应用** 选病灶附近、腹股沟、腋窝或耳后肿痛的淋巴结为阿是穴若干，点燃细灸条，对准穴位快速灼灸3~5次。似触即离，不要烧灼皮肤，要求皮损表面灼热，然后快速移开。一日1~2次。

2. **放血治疗的应用** 委中取静脉点刺放血2~3滴。取大椎、委中放血，放血前适当拍打大椎和委中，使局部皮肤充血，然后局部消毒后重手点刺。若血色紫黯可稍多出一些，至血色鲜红，然后用消毒干棉球压迫片刻。病灶局部可用三棱针点刺三、五处，使出血少许。用梅花针叩刺也可。

3. **体针的应用** 针刺大椎、曲池、阴陵泉，均取直刺，针感应强，使针感向周围扩散。留针期间，间歇捻转，使针感持续。

十二、急性乳腺炎

急性乳腺炎是乳房的急性细菌性感染性疾病，俗称"乳痈"。常因乳头被婴儿吮破，细菌乘机侵入，兼之乳汁不畅，乳汁郁积，造成细菌繁殖所致。

临床表现：初起乳房肿胀疼痛，皮肤微红或不红，肿块或有或无，乳汁排泄不畅，并伴全身恶寒发热、骨节酸痛等不适。以后出现肿块或硬结，乳房胀滞而有跳痛，同侧腋窝下淋巴结肿大而有疼痛。若病情继续发展，则肿块形成脓肿。

【治疗选穴】

体针：肩井、膻中、乳根、少泽。

【针刺技法】

(1)肩井：大椎穴与肩峰连线的中点，肩部高处。针法：本病可捏起肩井部肌肉向前胸方向直刺1~1.5寸，使局部酸胀感或放散至颈前部位。

(2)膻中、乳根、少泽：参见有关章节。

【临床技法要领】

1. **体针的应用**

(1)肩井、膻中、少泽为治疗乳腺炎的要穴。针肩井穴需强刺激，针刺时，据患者体形胖瘦在肩井穴部深压，仔细感受可进针的深度，微向前胸部斜刺，有酸胀感出现时，予较大幅度捻转，使针感强烈，以患者耐受为度。切勿直刺过深，因内部为肺尖，免发生事故。针膻中穴向患侧乳房横刺，达于乳房底部，进针0.5~1寸，使酸胀感达于乳房。针少泽穴针尖略向上臂方向斜，使针感上传，若感传不明显，以指循法诱导。均取强刺激，以患者耐受为度，留针

20~30分钟,间歇捻转,使针感持续。

（2）少泽放血,捏住患者手掌,适当拍打手背,使手部充血,然后推按小指至指尖,捏紧,消毒,点刺放血。

2. 电针的应用　肩井、膻中、少泽连接电针仪,用断续波,中强刺激,1次20分钟,日1次,重症日2次。

3. 细灸条对淋巴结灼灸　乳痈同侧腋下常有肿大的淋巴结,硬肿而痛,用细药灸条灼灸,灸时以左手固定皮肤及淋巴结,点燃细药灸条,对准穴位快速灼灸3~5次。似触即离,不要烧灼皮肤,日1~2次。

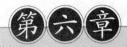

医话医论

一、行气非专乎手法

《灵枢·刺节真邪论》云："凡用针之类，在于调气。"气调则邪去，气畅则血活，气行则痛止。先贤创行气诸法，在于手指。或借针芒所向，捻针向上气自上，转针向下气自下；或以按压，按之在前，使气在后，按之在后，使气在前；或使捻转，左右分阴阳，使气上下流通；或做提插，徐推其针气自往，微引其针气自来；或假呼吸，病在上吸而退之，病在下呼而进之。此皆良法。能使针下气调而趋病所，应针取效。

调气诸法，并非全在手指。如远端取穴，针下得气后令患者徐徐活动痛处，渐次加大幅度，患部之气自然流通，是一法也；让患者受针时保持安舒体位，或躺卧或俯坐，宽其胸腹，畅其膈膜，利其气上下交流是又一法也；针已得气，气不过节，令患者下意识咳气数声，或吞咽送气，病气亦随之而震，则又一法也。此皆简捷，只要嘱意病家动作配合，便能彰其效验，兹举几例。

住院患者赵某，忽腹中急痛，自感气机走窜。已泻刺足阳明三里调和胃肠，留针数分钟未见缓解。继加捻转观之，仍未效。余观病者虽平卧于床，两腿平直受针，体位不舒之故也。腹皮痉急，经气难畅达于腹中，气机仍涩滞未通。遂退针至皮下，令患者改屈膝卧位以宽胸腹。复针后，果然应手取效。

又本院工人林某，扛物腰部岔气，痛不可以侧。针天柱后疼痛已缓，然俯仰仍受限制。气仍未通达也。即嘱徐动两髋，至痛甚体位顿留瞬息，用力咳嗽两声。如此二三度，捷效而去。

又住院患者何某，患胸痛抽掣。予针内关，俟气上达于胸，但未效。继加捻转，嘱患者下意识地吞咽数次，徐徐送气下膈，气利而痛止。

盖疼痛症，不通之故。经络内连脏腑、外络肢节。远道取穴施针，本在调气，借经络通达脏腑。若神气朝穴，病处未通，仍未通也。患部得有舒适体位，或患部徐徐动作，或令咳气、吞咽，皆促使局部气机畅达，以迎远道之经气。有如整理堂殿，以迎来宾。气机交流，故而捷效。

二、偏枯宜燮理阴阳

中风偏瘫，起于卒中。所遗经络形证为半身不遂。《内经》谓之"偏枯"，《病源》称"半身不遂"，《三因方》称"左瘫右痪"。先贤诸家，已多论述。如《医林改错》记叙本病肢体瘫痪与口眼㖞斜有"交叉现象"，云："凡病风左半身不遂者，歪斜多半在右，病风右半身不遂者，歪斜多半在左""以人左半身经络上头面从右行，右半身经络上头面从左行，有交叉之义"。《医学纲目》云本病偏枯乃经久不愈，"经脉不禀水谷之气"，以至瘫肢痿弱而枯。《针灸甲乙经》还记载瘫痪非仅见废弛不用，且会筋腱挛缩，云症有"两手挛不收伸，及腋偏枯不仁""手瘈偏小筋急""肘屈不及伸"等。

针灸治瘫，今人多取阳经独治，如少阳、阳明二经，取穴如肩髃、曲池、外关、合谷、环跳、足三里、阳陵泉、悬钟等。以阳主动也，活血通络，祛痰逐瘀，此固然也，但未尽经意。

中风偏枯，最宜燮理阴阳、阴阳同治，非独取阳经一法。此义亦出经典。如《针灸甲乙经》论本病拘挛，应"泻在阴跷（照海），后刺少阴"。所列主治腧穴十四，阴经穴几近半数。如横骨、照海、尺泽、大陵、神门、水沟。至《针灸大成》又载内关一穴。所列主治，俱为舒缓拘挛而用。此阴阳平衡之理也。有住院患者王某因瘫痪来院，先行针阳经腧穴，肢体运动、功能渐次恢复。后因转入冬令，畏冷而不敢下地活动，遂见拘挛之象，屈肌张力增高，屈而难伸。后直取阴经腧穴，上肢如尺泽、内关、臂中 [1]（见图 5-10）；下肢如跟平 [2]（见图 6-1）及上三寸，腘窝两侧肌腱紧张处，重泻，日一次。针后可见拘挛缓解。患者经调治一月出院。

中风偏瘫，多见于脑血管意外后遗症。元神之府为病，病涉阴跷、阳跷二脉。初起软瘫，后即拘挛，"阳缓而阴急"之谓也。故

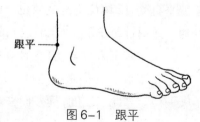

图 6-1　跟平

---

1 臂中穴：在前臂内侧，当腕掌横纹与肘横纹中点，两筋（掌长肌与桡侧腕屈肌）之间。

2 跟平穴：位于内外踝高点连线与跟腱相交处。

宜阴阳同治,视其阴阳缓急之多少,选定腧穴,切不可拘执"阳动阴静"之教条。

三、用针之要,勿忘其神

《素问·宝命全形论》有"凡刺之真,必先治神"的告诫。此说告诉医者,临证必先专心致志,了解病家五脏虚实,掌握三部九候脉象而后施针。然而按病施针,行针调气,亦必留心病者,安其神气。《灵枢·官能》谓"用针之要,勿忘其神"。盖用针之目的,在于调养神气,推动生机,借以扶正祛邪。此要求医者静观患者形态,以知精、神、魂、魄之存亡,意、志之得失。临证中,每有病家未针而先生疑窦、自虑病重难疗者,宜宽其心;有病发于七情,先有神、魂、魄、意、志之伤者,宜定其志。大凡遇此症,则以治神为首务,然后借针行气而达于病所。本院针灸医生徐某,素有癔症之厥。一日因恼其爱子,突然昏厥倒地,自呻苦痛,大气粗促,两手握固,不能屈伸。病发后有针合谷、外关缓其挛者;有以按摩以舒缓其筋者,俱未效。余往诊时,患者气息已平,神志清楚,但两手仍紧篡拳胸前,云"拳腕难自开也"。此气厥使然也。肝气暴怒,疏泄失职,经脉拘急。当疏理肝胆,舒缓拘挛。取穴左中封、右丘墟透照海,并使一人逐一上下屈伸活动其足趾,再一人试掰其拘急之手指。得气后均强刺激,令酸胀达于足底,此时告病者留意足趾之动。片刻间,手指渐见松活。即佯告病家云"手可动了"。患者喜闻,果然拇指松开。片刻施术,遂收全功。

后患者质于余,余告之云,患者两手因厥而挛,非有所伤,乃神窍阻隔。今治无疾之足、动其趾,并让患者留心动作,是治神也。疏理肝胆是调气也,气调神畅,机窍洞开,故豁然而愈。其功在神,非在针也。故《灵枢·九针十二原》云:"小针之要,易陈而难入,粗守形,上守神……粗守关,上守机",此其妙也。

四、《针灸甲乙经校释》对皇甫谧自序中"其他"校改的商榷

《针灸甲乙经》是我国现存最早的针灸学专著。该书对我国针灸学的发展影响巨大,起到了从《内经》到《针灸大成》跨越两千多年承前启后的作用,被誉为针灸学史上的第2次学术总结。该书刊行后,很快得到国内医学界的高度评价和重视,被认为是医学必读之书。如《千金要方·大医习业》云:"凡欲为大医,必须谙《素问》《甲乙》《黄帝针经》《明堂流注》……等诸部经方。"唐代还将其列为太医院学习和考试的内容之一。南北朝至隋唐,《甲乙经》还传到日本和朝鲜;更晚,还流传到法国,对我国针灸学的传播起到了极大的推动作用。

　　1979年山东中医学院为继承和发扬祖国医学遗产,组织国内知名专家依据明刻医统正脉本为蓝本,对《针灸甲乙经》作了全面校释,名《针灸甲乙经校释》,由人民卫生出版社出版发行。该书校释严谨,内容翔实,极大满足了中医医疗、教学、科研的需要,确实是一本好书。但校勘皇甫谧自序时,将"其他奇方异治"校改为"华佗奇方异治"却显得欠妥,值得商榷。下面谨陈一管之见,就教方家。

　　《针灸甲乙经校释》校改自序"其他"二字为"华佗"的理由是:"原作'其他',据上下文义,为形近而误,故改。"如此,原序的"其他奇方异治",就变为"华佗奇方异治"。仔细推敲上下文以及当时中医学的史实和背景、皇甫谧所具备的学识和经验,此处似应保留原文"其他奇方异治"为好。

　　关于上下文义,皇甫谧原序共分3段。序言第一段简述上古和中古的医学简史:"夫医道所兴,其来久矣。上古神农尝百草,而知百药。黄帝咨访岐伯、伯高、少俞之徒,内考五脏六腑,外综经络血气色候,参之天地,验之人物,本性命,穷神极变而针道生焉。其论至妙,雷公受业传之于后。伊尹以亚圣之才,撰用《神农本草》,以为汤液。中古名医有俞跗、医缓、扁鹊,秦有医和,汉有仓公。其论皆经理识本,非徒诊病而已。汉有华佗、张仲景,其他奇方异治,施世者多,亦不能尽记其本末。"文章列举了上古、中古及汉代最著名医学家的名字及其贡献后,顺理成章提到当时已经大量存在的其他许多奇方异治,以至于"不能尽记其本末"是符合情理的。

　　紧接前述,后文又举例两个故事说明华佗和仲景的临床经验;第二段则从近代王叔和撰次仲景的书开始,谈到针灸方面的著作存在许多问题,需要有人出来整理、编撰;最后一段谈到作者在病中编撰《针灸甲乙经》的情况并交代了编撰的章法和希望与寄托。从上下文义来看,笔者确实看不出任何需要将"其他"校改为"华佗"的理由。

　　魏晋时期其他奇方异治大量存在。魏晋时期,尽管战事频仍,但中医学的发展依然令人瞩目。《伤寒杂病论》重新编次,辨证论治的基本原则已经确立;《脉经》《明堂孔穴针灸治要》《李当之本草》《吴普本草》(李、吴均系华佗弟子)也先后问世;中医临床各科有了较大发展。按《汉书·艺文志》所列当时所见的医学著述,就有医经七家,凡二百十六卷;经方十一家,凡二百七十四卷。按皇甫谧《针灸甲乙经·序》列出的《七略》,所载的"方技略"中方书内容也应相当丰富。在大量存在的这些中医药著作中,不仅有医经学派及其著作,还有许多其他不同学派的大量"方书"和民间奇方异治疗法的存在。特别是魏晋时期儒、道、佛三种意识形态并立以及玄学流行，服石、炼丹术迅速发展，在某种意义上也丰富了医学实践的方法。何况，皇甫谧本人也有服寒石散的实践。由于我国现存晋前的医学著述不多，已无法深入考究当时各家师承相因的关系以及各家其他奇方异治的情况。而就皇甫谧自序中所及太医令王叔和"撰次仲景遗论"来看，我们还不得不查阅一下王叔和的《脉经》。《脉经·序》列出的"岐伯以来，逮于华佗"的当代名医就有王、阮、傅、戴、吴、葛、吕、张等八家；引用过的著述则有《素问》《针经》《四时经》《扁鹊阴阳脉法》《扁鹊脉法》《扁鹊诊诸反逆死要诀》《扁鹊华佗察声色要诀》及张仲景的论述等。如此看来，魏晋时期"其他"奇方异治的大量存在与皇甫谧自序中表现出的博学多识是相称的。如果把"其他"改为"华佗"则有抹杀当时各种奇方异治、各家学说客观存在之嫌，故笔者以为欠当。

校改为"华佗奇方异治"在文义上费解。皇甫谧原序对汉代以来为中医学做出贡献的名医评价了三人，对其他流派则统称"奇方异治"。三人中，有西汉的仓公和东汉的华佗、张仲景。评价时，将仓公与中古名医相提并论，认为"其论皆经理识本，非徒诊病而已"；对华佗和张仲景则并未直接加以评论，而是通过列举两个具体案例后，说"此二事虽扁鹊、仓公无以加也"。对其他奇方异治，则未多加着墨，只说"施世者多，亦不能尽记其本末"。因此，笔者认为原序对华佗和张仲景以及其他奇方异治的评价，文法上均有逻辑联系。如果按校改后将原句变为"汉有华佗、张仲景。华佗奇方异治，施世者多，亦不能尽记其本末"，则对"亦不能尽记其本末"的"亦"字有些费解，对张仲景的评价也显得孤立和缺少下文，在句法和逻辑上都显得不对称和不协调。正是因为如此，举案以"若"开头，列举"刘季琰畏恶"和"王仲宣落眉"两个病案，作为对二人高明医术评价的补充，然后落脚到"此事虽扁鹊、仓公无以加也"。华佗在针灸方面造诣很深，对皇甫氏编撰《针灸甲乙经》理应有所助益，故自序紧接着有"华佗性恶矜技"的惋惜，也有对仲景"论广伊尹《汤液》"的赞许。因此，笔者认为自序中所谓奇方异治，不能尽记其本末者，应该是除华佗、张仲景以外的"奇方异治"。要么，则如唐耀先生在段逸山主编的《医古文》中《甲乙经·序》一文所作的处理，把"其他"之"他"理解为衍文，"其"所指的是"盛赞华佗、张仲景两位近世名家的奇方异治。"这样处理，虽然未能覆盖中医发展的历史全貌，但毕竟不会引起上下文义的冲突。不过，照笔者之管见，尽管晋代古文中尚未见"其他"这一双音节词的使用，而《针灸甲乙经》明刻《医统正脉》本却早已世代流传，后世皆已认定，则仍以保留"其他"二字不作勘改为好。

参考书目

1. 山东中医学院.《针灸甲乙经校释》[M]. 北京：人民卫生出版社，1979.
2. 段逸山.《医古文》[M]. 北京：人民卫生出版社，1986.

五、道家思想方法对针灸学术的影响

(一)"医道同源"的历史现象

在中国漫长的传统历史文化发展的积淀中，道家对中国科学技术、文化做出的贡献是伟大的。英国著名科技史专家李约瑟在他的《中国科学技术史》中曾高度评价道家"发展了科学态度的许多最重要的特点，因而对中国科学史是有着头等重要性的"。近年来，研究道家思想史的学者注意到道教文献中大量的养生修炼、医疗急救各种方技方书和养身医药理论与中医药学渊源上有相互的兼容性和包容性，提出了"医道同源"和"道教医学"的学术观点。1990年我国编纂《中国大百科全书·宗教》专载有"道教医药学"条目。1995年胡孚琛主编《中华道教大辞典》也列有"道教医药学"条目，认为"道教医学"是在传统医药文化中发展起来的医药学。道教医学的一个特征"是以长生成仙为最高目标的医学"。2001年，台湾学者盖建民著成《道教医学》(宗教文化出版社)，从史料文献、哲学、宗教学、社会学、自然科学多维角度，明确提出并论证了道教医学作为中华传统医学的一个流派的客观存在。这个观点与早些年日本学者吉元昭治对道教医学是"以道教为侧面的中国医学"的观点相同。道教医学研究的学者还列举史上不少中医大家，如葛玄、华佗、葛洪、王冰、杨上善、孙思邈、陶弘景等。这些大家们既信奉道家哲学，而又在中医药学术方面独具造诣。被誉为中国近代研究道教第一人的许地山，认为修道的人应当深明医术。他引述《抱朴子·杂应》(第十五)"是以古之为道者，莫不兼修医术，以救近祸焉"，说："中国古医书中的《素问》与《灵枢》(《汉书》的《黄帝内经》)无论是冠以黄帝的名或依托道家，都可以看出医术与道家的关系"。

实际上，由于中医药学和道家哲学都是植根于中国古代的哲学认识和传统文化，学科发展过程中的相互影响和交叉是在所难免的。尽管历史上不少医家信奉道教，或是不少道家从事中医药的实践，但是否真正存在一个"道教医学"的问题恐怕值得研究。无论"道教医学"是否是一种真正独立的医学，或者是传统医学的一个流派、一个侧面，道教宗教文化及其哲学观念中的科学成分、思维方式必然对中医学有所影响。这种影响，一方面是中医学家在医疗实践过程中对道家哲学有益成果的利用；另一方面则是医学的"道家"源于道教哲学思维模式从事的医学实践。

道的内容极其复杂，上至老庄的高尚思想，下至房中术，都可以用这个名词来包括它们。大体说来，可分为思想方面的道与宗教方面的道。现在名思想方面的道为道家，名宗教方面的道为道教。宗教方面的道教包括方术符签在里面，思想方面的道家就包含易、阴阳、五行的玄理。道家的主要社会实践活动归纳起来有炼丹、炼养、科仪（消灾祈福、堪舆）、方术；道家的哲学认识论方法则包括有观察、实验、体验；其主要的思维方法则包含象数、类比、推理和辨证。

针灸学较之中医药学，由于更注重于"术"的操作和应用，其与"道"的联系更为紧密。由于针灸学更加强调针刺操作过程中医患双方对即刻"得气"现象的体验和判断；医者针刺方向、深浅、刺激轻重的把握；手法术式的演进和对气血流注的细腻感知与分析，其受道家思维模式的影响更为突出。比如《金针赋》有关针刺"通关过节"的技术操作方法及其描述；施行某某手法对预期效果的期望等。书中甚至大量借用炼丹术暗示火候的隐语作为手法的名称，如"抽添之诀""进水""进火"等，其他则如有关针刺配穴的"纳甲法""纳支法"等。本文重在讨论针灸穴法流派的学术技术特点与渊源问题。

（二）引入一个新的"同身寸取穴法"，对经典方法的革新

手指同身寸包括中指同身寸、拇指同身寸、一夫法等。手指同身寸由于临床使用方便，深受临床欢迎，在唐代以后便被各种中医和针灸书籍收载。最先使用手指同身寸的，当数葛洪。葛洪著《肘后备急方·卷三·治风毒脚弱痹满上气第二十一》"次灸足三里二百壮"有云："以病人手横掩，下并四指，名曰一夫，指至膝头骨下，指中节是其穴"；在灸绝骨时又云："指端取踝骨上际，屈指四寸便是"；在同卷"治卒上气咳嗽方第二十三"又载"度手拇指折度心下，灸三状，差"。后葛洪《肘后备急方》鹿鸣山续古序对针灸分寸度量标准时明确提出"灸之分寸，取其人左右中指中节可也"。此分寸法至唐代孙思邈著《千金要方》又作补充，形成了至今常用的手指同身寸取穴法。此照录如下："乃取病者男左女右手中指上第一节为一寸，亦有长短不定者，即取手大拇指第一节横度为一寸，以意消息，巧拙在人。其言一夫者，以四指为一夫"。

令人深思的是，同身寸取穴法缘何会先后出自葛洪和孙思邈两位医道双馨的大家之手？经考察，手和手指作为道教科仪活动中一种特定的符号，被

称为"手印",在道教法事活动中运用十分广泛。在道教中手印又称印诀、掐诀、捻目,系道人行法诵咒时以手结成的形态符号。据《灵宝玉鉴》记载,道教科仪活动中,有一中特定的法器,叫"木函",是存放呈告神灵章表的一种木匣子,以柏木或梓木制作而成。其尺寸大小在道经中记载不一,《灵宝玉鉴》以为其阔四寸。其度量的标准,就是以法师中指中节度量之,每一节为一寸。因此,针灸穴法流派对传统骨度分寸取穴法的改革并不是偶然的。这也是为什么晋代皇甫谧编撰的《针灸甲乙经》与同为晋代葛洪的《肘后备急方》相去未远,而两书针方的内容却大相径庭的原因。

(三)因悟"道"而重视医学经验的亲身实验

"针灸穴法"从其产生,就并不单指取穴的方法,也不是仅限于经穴的考订,而是针对某病应该使用什么穴位或刺激点(处方),如何取得这个点(取穴),如何针、灸操作(治疗)的一整套辨证思维与操作方法结合的套餐。换言之,"针灸穴法"实际上是以穴位的应用为纲,针对明确的病症,按一定方法操作进行治疗的一种临床思辨的方法。在医学史上,它源于各种方书、方术。就道教法事的思维方式而言,是通过引入"法"这个语言符号,引进了一个程式化的思维方式。东汉道教经典《太平经》按天干列为十部共170卷,每卷若干节,每节的小标题就称为"法",或称为"诀"等。魏晋时期,道教各种法事、法门、道法、法术多达数百上千种。"法"被普遍作为与消灾、避害、祈福等事物特定目的相联系,又具特定操作程式的语言符号,亦即一种隐语。葛洪《抱朴子》内篇曾将道教中许多法术公诸于世,每种法均有明确的针对性,有具体严格的操作步骤,按法操作可能达到预期的结果。道教"生日本命仪"的科仪活动中,它由升坛、发炉、署职、上香、忏方、命魔、三启、三礼、举愿"这些程序组成。发炉,这是科仪中的一个时间段,也就是在一个时间段内完成的相对独立的科仪动作。这个动作有起有止,合为一元,成为一个科仪元。"发"和"炉"在天然语言中属于两个词,其动作对象是"炉",这个"炉"就握在高功法师手中。科仪语言中,"发炉"已经联为一体,彼此是不可分割的。针灸穴法的"穴"和"法"这两个名词联系在一起,就概括了选穴、配穴、取穴、针或灸具体操作的一个模式化的诊疗过程。诚如孙思邈在《千金要方·卷三十·针灸下》的"孔穴主对法"中所云:"孔穴主对者,穴名在上,病状在下。或一病有数十穴,或数病共一穴,皆临时斟酌,作法用之。"这实际上是穴法流派用穴治病、以穴为纲的先例。孙思邈《千金翼方》卷二十六针灸谈"取孔穴法"对各病症的治疗方法时,并非只谈取穴方法,而是对病症提出具体的穴位、穴位的定位、穴位的配方以及施行的具体操作。因此，"法"不仅具有法则、原则和规则的含义，又有具体步骤、规程与操作之"术"的含义。因此，针灸家引入"穴法"的概念，已经带有针灸穴法流派赋予的独特含义。

（四）有关大量奇穴的使用

通过与葛洪几乎同时代的《针灸甲乙经》的比较研究，《肘后备急方》记载奇穴 76 个，至孙思邈《千金翼方》就达到 120 多个。葛洪的经验，一方面固然是他"周流华夏九州之中，收拾奇异，捃拾遗逸，选而集之"而成（《肘后急方·序》)。医疗实践经验的积累和经验材料的来源途径与《针灸甲乙经》有异。另一个原因则是出于道教"无为而治"，"效法自然"又"追求变化"的哲学思维方式。道家名篇司马谈《论六家要旨》说："道家使人精神专一，动合无形，赡足万物。其为术也，因阴阳之大顺，采儒、墨之善，撮名、法之要，与时迁移，应物变化，立俗施事，无所不宜，指约而易操，事少而功多。"葛洪《抱朴子·内篇》谈养生时也说："凡养生者，欲令多闻而体要，博见而善择。"再者就是道家相对于儒家而奉行反权威与不合作的政治哲学，尤其是对各种全能主义政治的批判。"穴法"流派的先驱如葛洪《肘后备急方》极少谈到"经云""帝曰"等引经据典的内容，而且在序言中明确指出"世俗苦于贵远贱近，是古非今，恐见此书无黄帝仓公和鹊俞跗之目，不能采用，安可强乎"，足见其反对"尚古""尊经"的学术思想。诚如《中国医学通史》对《肘后备急方》的评论："这部著作及其所宣扬的治疗思想，似乎与一向认为正统的辨证论治的思想不相协调，因而使一些后代正统医家认为不足轻重，甚至不值一提，不能登大雅之堂"。实际上，上述取穴方法和以穴为纲的学术思想和经外奇穴的推广，大大地补充了皇甫谧《针灸甲乙经》之不足，与传统经学派、经学家们共同促进了针灸学的发展。

参考书目

1. 牟钟鉴，胡孚琛，王葆玹 . 道教通论——兼论道家学说 [M]. 济南：齐鲁书社，1991.

2. 詹石窗 . 道教文化十五讲 [M]. 北京：北京大学出版社，2004.

3. 吴光 . 中华道学与道教 [M]. 上海：上海古籍出版社，2004.

4. 李经纬，林昭庚 . 中国医学通史·古代卷 [M]. 北京：人民卫生出版社，2000.

5. 许地山 . 道教的历史 [M]. 北京：北京工业大学出版社，2007.

六、万云程针灸学术思想初探

万云程（1903—1986），重庆市中医研究所主任医师，1957年任全国针灸学会理事。针灸临床67年，他独特的"易经经外奇穴针按疗法"疗效卓著，被誉为"万神针"。我在重庆市中医研究所的针灸科供职期间，曾接触到一些有关万老回忆记录下的经外奇穴的一些材料，也做过一些与正经经穴分布位置的比较。虽万老离世三十余载，其留存技术不多，今载文于此以作纪念。

（一）经旁奇穴，自成一体

师承广东罗氏，号"易经经外奇穴"，无专著，为单穴219个，全身总穴413个，有定位、定名、主治功用。穴位分布于正经旁，按传统十四经归类、命名。万老所用奇穴曾引起医界前辈的关注，但通查《易经》及针灸经络文献，未见记载。中西医结合专家黄星垣从其分布特点，称其为"经旁奇穴"；山东针灸界臧老认为是"翼经经外奇穴"，取义正经之辅翼，"翼""易"谐音。

万老奇穴有如下特点：①四肢部穴位多。219个单穴中，任督脉11穴，头面及颈项部30穴，躯干部52穴，四肢部136穴。②穴位多居于关节骨缝处。肘关节附近9穴，膝关节附近13穴，股骨大转子附近6穴，均较正经穴为多。③肘与膝以上各占60余穴，穴位多，为全身总穴40%以上。值得一提的是，奇穴中足底有7穴，手掌面有9穴，手背第二、三掌骨间有4穴，明显多于正经穴。其主治范围包括全身及内脏疾病，带有"手针""足针"的雏形。

（二）针按并用，各有章法

万老的技术操作名为"针按疗法"。针即针刺，按即点按。不用灸治疗时，或先按后针，或先针后按，或单针不按，或单按不针。针具考究，多为金针和银针，喜用粗针，如当今26号针或更粗者，最粗以刺关节者直径可达1mm。针刺时刺激量大，手法重。有时一穴双针或三针，多针进刺。针刺时患者有明显麻胀、凉热等感觉，甚至上下传导。他认为在患者可忍耐的情况下，感觉越大见效越快，效果也越好。

按术多以指或掌施术，少有用空拳，为掐、按、揉、拿、压、弹、推、擦、拍、敲、抖、烘、点、顶等手法。其往往是在疼痛处施针，在牵拉与痉挛处施按。若发热患者，他主张先行按法疏解，再施针刺则获效更捷；对中风瘫痪则一律先按后针，先疏导筋肉、络脉气血，后针刺使经脉调畅，以利肢体功能恢复。有时施针完毕，万老常出其不意在某穴某部猛拍一掌，口云"好了"。患者镇定后留意病处,痛苦若失。对退针滞涩难出时,也施以拍击法,则滞针自然消除,容易退出。

(三)针法独特、手法出众

万老的针法有十种,即蛇形针、曲折针、螺旋针、反盖针、钩提针、双飞针、点击针、环周针、中气针、九龙针。针法有以下特点:①多针同时进刺,如九龙针,一穴同时进刺九枚针,此喻九龙。针尖以乾、坎、艮、震、巽、离、坤、兑八个不同方位排布。此是万老的得意绝活,别人甚少见到。双飞针是同穴刺入两针,针尖刺向不同方向,用于痹痛、痉挛等症。②针刺刺激的层面广、刺激强。进针时针尖要向不同的方向转折,如曲折进针。当针尖进皮后先向左斜 2 分,再向右斜 2 分,再直达预定的深度。③进针亦即行针,一气呵成。针感早而明显,其他辅助手法或补或泻相对简单。补泻常用抹针柄法,即右手拇指在针柄上上下抹动,向下 7 次为补,反之为泻。整个针刺操作,非常强调的是进针手法。

(四)练功运气,统领针按

万老崇尚气功,功底深厚。自习医开始,无论业务如何繁忙,从不间断。罹病期间,只要精神稍好,便打坐练功。他认为,气功不但是操持针术和按术的基础,同时也是重要的治疗手段之一。跟万老学针法,除每日练指力外,尚须照万老的"站桩法"练气功。万老诊病,必先结合气功对患者望诊。凝眸审视患者精神虚实,再予问闻切诊,分析判断预后。大凡万老诊治过的患者,都有坚定的信心和乐观的情绪,疗效十分显著。1956 年,一结核性脑膜炎双下肢瘫痪 3 个月的患者,经万老针按 49 次便恢复了正常生活。其他如脊髓空洞症、重症肌无力等疑难杂症均有奇特疗效。遗憾的是万老毕生勤于临床少有著述,有文字记载的经验不多。

(五)小结

探讨万老"易经经外奇穴针按疗法"的学术渊源,似应上溯于《内经》时代,为当时的针灸流派。依据是:①穴位体系按十四经归纳。②治疗手段融气功(导引)、按跷、针刺为一体。③针刺法为单式手法,多针刺,补泻手法则相对简单,有如《内经》的齐刺、扬刺,多向刺有如合谷刺。从文献考察,复式手法至宋元明时代始逐步完备,讲究各种补泻操作。万老针按术独门单传保留下来,虽然缺少专著,全凭口授,但仍然保全了古老的高超技术,实属可贵。④借名《易经》以示独立于传统正经系统之外,而显示其独特风格。因此,万老的奇穴体系应是针灸学术上的瑰宝,值得认真研究,努力发掘。

七、针灸度量标准的改革与建议

古代针灸"骨度"标准及其应用的研究,近代颇受重视,成果甚丰。较为系统研究古代骨度的学者首推李锄先生的《骨度研究》。《骨度研究》首先推算出"骨度"时代常人的身高及当时度量使用的尺制;第二是推定出肢体各部的比例关系。《骨度研究》从文献考证,推算出《内经》时代常人平均身高7尺5寸,合现代149.325cm;所使用尺制为战国时代周制尺,1尺相当于现行公制19.91cm;认为针灸临床取穴应以骨度分寸为准;通过考证,对肢体各部骨度分寸做了修订。研究还认为唐宋以后的"同身寸"指量法可统称为"手指同身寸",骨度分寸法称为"骨度同身寸"。"手指同身寸"可作为量度背部横寸;"骨度分寸"应是取穴的主要标准和依据。

近代关于今人"骨度"的调查研究内容丰富。大量的实际测定统计分析进一步印证了古代骨度分寸的取穴法的准确性。"手指同身寸"的1寸,对同一个体或不同个体、男女性别、肢体各部都不能对应骨度分寸之1寸。手指同身寸法只适用于某些特殊穴位,不宜普遍地用于全身穴位的取穴。

关于针刺深度的安全性研究受到高度重视。由于历史文献中对穴位针刺深度的记载大多较笼统,对临床指导作用不够准确,针刺一些重要器官及大血管附近穴位如睛明、承泣、风府、哑门、风池、人迎等容易出现事故。因此,引发人们对上述穴位及对颈项部、头面部、胸腹部、背部穴位针刺深度进行系统的研究在所难免。研究方法也十分现代,如在成人尸体上调查,采用穴位部位的冰冻切片;活体采用CT三维成像观察;运用计算机统计分析系统研究针刺深度及与针刺深度相关的形体因素如体重、胖瘦、身高、颈围等相关性的研究。其成果,总结出一些重要经穴针刺深度的回归方程,如颅底部、颈椎椎骨下哑门、风府、风池穴等;对很多重要穴位重新提出了针刺安全深度的范围,其采用的长度单位则为目前通用的国际计量单位"mm"。

尽管如此,近代关于针刺深度的研究成果并未被真正应用于临床过程中。以我国现行最新版本的普通高等教育中医类规划教材《针灸学》(第6版)为例,书中介绍361个经穴和38个奇穴的针刺深度及其深度范围,依然以古代"寸"为单位。如"0.2~0.3寸""0.2~0.4寸""0.3~0.5寸""0.3~0.6寸""0.5~1寸"等,容易引起歧义的是,教科书中未对"1寸"的量度标准作出明确的说明。其可能的两种理解是:①以"同身寸"之1寸为标准,但书中却罗列了若干不同的"同身寸"之寸,如"中指同身寸""拇指同身寸""横指同身寸",这就在实际上违背了标准的同一性。因为即便是对同一个体,中指同身寸、拇指同身寸以及横指同身寸之"1寸"的实际长度是存在很大差异的;②是参考毫针之寸为标准,毫针之1寸为25mm,但0.5寸又并非12.5mm,而是15mm,这样对针刺在0.5寸左右深度的实际操作,又出现人为规定的不一致。

至于毫针长短、规格的研究尚未引起足够的重视。长期以来,毫针1寸大约为中指中节内侧两纹头之间长度,即同身寸1寸之长度,约25mm。但0.5寸却并非1寸长的一半,而是15mm,并类推。即1寸为25mm,0.5寸则为15mm;2寸为50mm,1.5寸为40mm……

如前所述,针刺取穴、针刺深度的量度标准在近代研究取得可喜的成果,"骨度"提供的虚拟人体表取穴分寸的科学性是针灸界同仁的共识。在当代,从未发现骨度取穴有与现代科学冲突之处,这是古代中医理论的精华所在,值得保留与发扬。然而在作为针刺深度及其针具制作的规格标准确有改革与创新的必要。因此,笔者明确提出下列两点建议:

(1)从临床实际出发,介绍经穴针刺深度的范围与临床实际针刺深度,计量单位采用"mm"。取消传统"1寸""0.5寸""0.2~0.5寸""0.5~1寸"等表述。如此,一方面便于临床对针刺深度的实际控制与理解;另一方面也便于不同学者经验的总结与交流;还便于计量单位与国际通用标准接轨。至于实施这一标准的可行性,近年国内外的许多学者已进行过很多富有成效的工作,其技术文献也较丰富,有采用统一的现代标准的可能。对某些特殊穴位,或重要组织器官附近的穴位如前述"风府""哑门"等的进针深度,其有价值的针刺深度回归方程应该作为最新科研成果大力向临床工作者推荐。

(2)针具的规格,也应采用国际统一长度计量单位,如长"10mm""15mm""25mm"及其相应粗细规格的针具。具体建议:取消原来"寸"的规格,改为"1号针""2号针""3号针"等以表针的长度。而原来的针体粗细规格改为"型","Ⅰ型""Ⅱ型""Ⅲ型"等,如此,针具的临床选择能与针刺深度相适应,便于临床医生选择使用。

八、论细灸条的临床应用

细灸条以精细艾绒,裹制成比烟卷更细,约3~5mm粗,10mm长的灸条。其功效特征大体同于民间灯火灸、药麻线灸等。相对于一般市售医用艾条和雷火灸的极粗艾条在性状上的显著特征就是精、细,便于携带,使用方便,对皮肤灼烧损害很小。临床使用时,直接在患处施灸,患者呼烫时拿开,为一壮。根据临床不同病情需求,可以起疱结痂,也可以不起疱。即便起疱结痂,几天后可自然脱落,不易感染,非常方便实用,患者易于接受。

1.治疗作用及其适应证

其功用的发挥就在于轻、巧、活、热的特点。

(1)轻者,其气轻扬,善于发散,可以发微汗,能疏风散表邪。适应证:风邪感冒、外感头昏头痛,无论寒热。

(2)快速灸灼,火力轻巧,善于散结、解郁、开窍。能缓减各种气机阻滞的疾病。如精神紧张,情绪郁闷等。适应证:心悸、失眠、精神焦虑,郁闷欲吐,脑供血不足的精神烦躁不安,各种鼻炎。

(3)轻而走窜,善于疏风活络,可以止痛。适应证:各种头痛,牙疼,三叉神经痛,落枕。

(4)轻巧趋表,善于疏风散邪,燥热除湿,能散邪止痒。适应证:各种皮肤瘙痒症,神经性皮炎,湿疹,蛇串疮,各种淋巴结炎,腮腺炎等。

(5)因其温热,可以回阳救逆。适应证:各种晕厥,昏厥,痛厥、低血糖症等。

2.操作方法

(1)点灼法:操作与雀啄灸相同。接触皮肤灼灸,一次为一壮。每穴 4~6 壮。如果患者灼灸后有汗出,甚至全身有振奋感,灼灸壮数可适当减少。

(2)吹火法:适用于患者耐受能力较弱。灸火欲接触皮肤时,稍稍吹火头,以散其热。应用吹火法要适当增加壮数,务须至患者有发热或微汗等感觉。

(3)实按法:适用于畏寒、虚弱或虚脱的证候。点燃艾火,直对百会、四神聪施灸。火熄灭后,再次点火施灸,一般 3~5 壮或更多,至患者自感舒缓为止。

(4)散灸法:适用于皮肤瘙痒症、皮癣、带状疱疹等病。依据皮损的部位和面积,对皮损部位的中心点、周围点,散取若干点灼灸,如三星形、五星形、梅花形等均可,适当覆盖病灶。

3.临床常用穴位

(1)头项部:百会、四神聪、上星、风池、翳风、角孙、天柱。

(2)头面部:印堂、太阳、迎香。

(3)四肢部:合谷、内关、大陵、足三里、太冲。

(4)颈背部:华佗夹脊穴。

(5)各部病位阿是穴。

九、论拔罐有寒温之别

(一)拔罐法的起源和发展

"拔罐"是中医传统医学治疗疾病的手段之一。最早的拔罐称为"角"。出于春秋战国时期的《五十二病方》中,说:"牡痔居窍旁,大者如枣,小者如核者,方以小角角之,如孰(熟)二斗米顷,而张角。"意思是说,罹患痔疾可以用动物的角通过蒸煮后形成的负压罩在痔疾上以排出脓液的方法。晋代医学家葛洪在《肘后备急方》里也有详细的解释,称其为"角法"。其方法说得更为明确,说是用挖空的兽角来吸拔脓疮。唐代以后,王焘所著《外台秘要·卷四十》蝎螫方介绍的拔罐的方法和器具较前发展和创新,"遂依角法,以意用竹依作小角,留一节长三四寸,孔径四五分。若指上,可取细竹作之。才令搭得螫处,指用大角角之,气漏不嘬,故角不厌大,大即朔急差。速作五四枚,锃内熟煮,取之角螫处,冷即换"。竹罐的问世不仅更加方便了临床,还大大降减了拔罐的成本,从而使拔罐得到广泛的推广。近代各种陶罐、玻璃罐、塑料罐等器具更加多种多样,治疗范围也从早期的外科痈肿扩大到风湿痛、腰背肌肉劳损、头痛、哮喘、外伤瘀血诸证。

(二)火罐的原理

火罐法是以罐为工具,利用闪火加热罐的热力,排除罐内空气形成负压,使罐吸附于皮肤表面,通过皮肤毛孔吸出局部脓疡、血肿以及肌肉组织中积累的乳酸等病理产物。另一方面,由于煮罐或闪火的温热作用,也能刺激局部毛细血管扩张,造成某种程度皮肤淤血,使促进血液循环。正如《素问·调经论》所云"血气者喜温而恶寒,寒则泣不能流,温则消而去之"。因此拔罐温通经络、散寒止痛、活血化瘀等关系被广泛应用于各种寒湿痹阻。

(三)抽气罐温热因素的缺如

近常有患者诉拔罐后背筋拘紧而痛来诊。视其病处,淤紫满背,背筋肌肉痛拘紧。细询,乃因接受"抽气罐"所致。

20世纪90年代,有人利用真空抽气产生负压吸附的原理,创造了"抽气罐"。抽气罐操作简单,方便使用,避免了传统火罐操作过程中烫伤的危险,有病无病之家庭里自家都可以使用,因之迅速地被老百姓当做一种保健用品。

抽气负压方式的拔罐法虽然使用方便,但随着抽气罐的"罐"越做越大,负压也越来越大了,拔罐数量也越来越多,往往颈项肩胛至腰背都拔得满满的,造成满背大片瘀滞。拔罐过后部分患者身体不适,肩颈项背紧张而痛,甚至头昏。副作用慢慢显现出来。何也？

　　前述文献说，古来拔罐须温热，人体经脉气血喜温而恶寒，因之热效应不可缺如。抽气罐只模仿了火罐的负压原理，使罐体吸附于体表部位。但抽气罐不仅没有火罐的温热作用，而且因为负压，罐内的皮肤温性是降低的。拔罐部位经络气血寒凉，涩而不流，寒凝血瘀，从而加重病情。

　　可见负压和温度是决定火罐治疗的重要因素，留罐过程中，罐内负压值随温度下降而减小，并渐趋恒定，说明负压和温度息息相关，缺一不可。

　　"寒则泣不能流，温则消而去之"，真空抽气罐是在火罐的基础上发展而来，但并未真正继承火罐的优势，所以当下对真空抽气罐的推崇还需严谨以待。

后 记

20世纪70年代,世界卫生组织(WHO)提出"21世纪人人享有卫生保健"的目标,大力向全世界推广中国针灸疗法,认为简、便、廉、验的针灸疗法是实现这一目标的重要手段。在我拜师学习中医,任赤脚医生起,在合作医疗站开展的针灸疗法就是我每天要进行的工作。80年代,我从南京中医学院毕业到重庆市中医研究所工作时,国内已展开了针刺临床与针刺麻醉的协作研究。针灸疗法向全世界推广,并逐步形成世界范围内的"针灸热"。

重庆市中医研究所针灸科是国内较早设立住院病房的临床科研机构之一。病房建立于1978年,由我国首批西学中专家、医学博士张邦燊主持工作。病房开设54个床位,广泛收治各种痛症、中风瘫痪及其他神经系统疾病、痹证及多种疑难杂病等。一年三百六十五天,业务繁忙,病房加床难以满足需求,科研工作蒸蒸日上。1985—1987年间,美国·西雅图东方针灸医药学院针灸临床实习在重庆市中医研究所针灸科开展,我承担了教学和临床指导的主要工作。这是国内较早向国外开放的针灸临床教学。

同年,我受委派赴法国图卢兹西南针灸学校讲习针灸月余。在图卢兹工作期间,操作示范和会诊治疗100余病例,病症包括坐骨神经痛、风湿痛、肩周炎、偏头痛、腰腿痛、慢性鼻炎等。在图卢兹医学院,现场针刺治疗一例右下肢足背神经纤维瘤患者,收到立竿见影的效果,引起热烈的反响。患者患多发性神经纤维瘤,疼痛异常,并已经过两次手术切除,但屡发屡切,屡切屡发。其主治医师认为,除了切除,别无良法。得悉中国针灸医师来院,建议针灸一试。查视患者,身体强健,病变为足背一漫肿、高于皮肤的肿块,与足背动脉紧紧相连,轻轻触碰,便疼痛难忍。面对患者病状,我想到在乡下跟师学徒时曾经针灸治疗处理过一例足大趾脱疽疼痛的病例,彼亦病在足背,亦疼痛剧烈。当时师傅叫我强刺激足三里和阳陵泉,即刻见到止痛的效果。于是针刺患肢足三里和阳陵泉穴。快速针刺,强刺激,捻针 3 分钟。针刺刺激过程中,止痛效果即刻显现,病人非常兴奋地说:"不痛了,真神奇!"试着想跳跃。图卢兹对此神经纤维瘤疼痛针刺的经历,对我后来组织开展针刺镇痛研究课题开发了思路。

1990 年我编著《针灸点按穴法图解》,介绍了自赤脚医生始,针灸临床十多年的治疗经验和临床体会,该书不着眼于深奥复杂的理论,而着眼于穴与法的具体运用,径直介绍常见痛症、痹证、瘫痪、痿证,以及内、外、妇、儿、杂证等近百种病症的治疗方法。该书发行后深受针灸学界欢迎,2004 年本书经修订后再版,先后发行数万余册。

该书虽获成功,读者可以按图索骥,但总觉意犹未尽。古来针灸治疗名曰"针技",强调守神机,强调手下操持针术的手感,强调穴与法的配搭得宜。在此后从事师带徒的工作中,率众徒反复温习推敲古典,揣摩"针技"本意。发现对症治疗,可用之穴众多,穴可变,但总以某穴为最佳;技法亦多,但总有某法为最效;以最佳之穴配合最效之技是针灸临证的技术关键,亦是针灸穴法流派千年来传承不衰的源泉。

此次,我与众学徒查阅经典文献 50 余部,涉及古代宗教、哲学、医疗及现代中外相关学科文献,著成本书,名曰《王毅刚针灸临床穴法精要》。

噫!区区小事,尽管经历四十余载,实不足挂齿。然而对于针灸学术技术,确实须认真领悟体会而后有得。近年来,国内外有关"脑科学""人工智能"的研究成果层出不穷,无不勾起我对针刺"守神机"的联想。经络腧穴就是人体末端的感传装置,针刺得气和动留针术就是脑"神机"对感传装置的控制和利用!

愿本书出版发行能为中医针灸医学的传承和发扬有所助益,足矣!

王毅刚

2018 年 1 月